LA CHEMIOTERAPIA METRONOMICA DEL CANCRO

SPIEGATA A TUTTI

Conoscere questa terapia non aggresiva di cui oggi disponiamo

di Parisio Di Giovanni

you ought to know

Titolo: La chemioterapia metronomica del cancro spiegata a tutti
Conoscere questa terapia non aggressiva
di cui oggi disponiamo

Autore: Parisio Di Giovanni

Copertina e illustrazioni: Adele Bianchi

© 2015 Parisio Di Giovanni
tutti i diritti riservati

ISBN-13: 978-1517453497

ISBN-10: 1517453496

Prefazione

Diversi anni fa una persona a me molto cara si è ammalata di cancro. La malattia è comparsa all'improvviso, già metastatica e diffusa all'addome e alle ossa. Sembrava finita e invece la chemioterapia – sia benedetta quella chemioterapia – ha portato a una remissione completa.

Dopo qualche mese però la malattia si è ripresentata. Succede con le chemioterapie. L'abbiamo scoperta che stava appena ricomparendo, quando tutto quel che si vedeva era una masserella davvero piccola. Gli oncologi amici ed altri consultati, interpellati indipendentemente, sembravano d'accordo: ci voleva una seconda chemio. Al più si poteva aspettare che la malattia progredisse maggiormente e guadagnare così del tempo.

Studiando avevo scoperto che esiste la metronomica, allora da poco entrata in scena. Avevo letto la letteratura giapponese sull'UFT usato a basse dosi e continuativamente per anni, anche in quello stesso tipo di cancro. Non si parlava di metronomica, sebbene somministrare così un chemioterapico è proprio quel che si fa nella metronomica. L'uso giapponese dell'UFT era in adiuvante, ma a me sembrava che la situazione di un cancro dopo che abbiamo asportato la massa principale somiglia a quello di uno metastatico dopo una remissione completa. In entrambi i casi si tratta in fondo di una terapia di mantenimento. Ne abbiamo discusso e abbiamo deciso di provare con una metronomica a base di UFT combinato con il PSK, un immunomodulatore.

Siamo soddisfatti del risultato, perché in tanti anni la malattia è rimasta sotto controllo e noi abbiamo continuato a fare la nostra vita di sempre, con l'unica differenza di avere una presenza in più, quella del cancro.

In questi anni mi è capitato più volte di parlare con oncologi che sono rimasti stupiti e perplessi di fronte a questa strana cura, non aggressiva, pacifica, fatta con chemioterapici, ma che chemioterapia non è. A volte mi chiedevano spiegazioni e restavano affascinati a sentir raccontare certi meccanismi biomolecolari o di altro genere. A volte mi sono sentito dire strane cose, che non hanno riscontro negli studi scientifici e mi sembravano "voci di corridoio" degli ambienti medici.

Ho pensato che cercare di spiegare con semplicità che cos'è la metronomica, come si può usare e quali prospettive apre, nonostante i limiti che ancora ha, fosse una buona idea.

Parisio Di Giovanni

Indice

Capire la metronomica

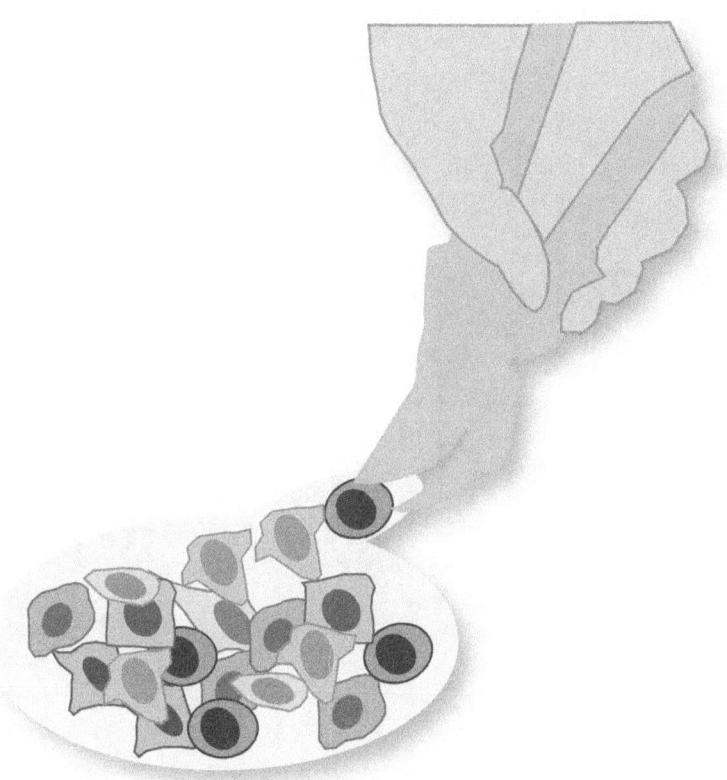

Che cos'è la chemioterapia metronomica?

La chemioterapia metronomica è un nuovo tipo di terapia del cancro, chiamata anche chemioterapia antiangiogenica o con schema antiangiogenico o a basse dosi. Impiega farmaci usati nella chemioterapia tradizionale, somministrandoli però con un diverso schema. Nella chemioterapia convenzionale si usano dosi vicine alle più alte che il paziente sopporta (MTDs, *Maximum Tolerated Doses*), allo scopo di uccidere più cellule tumorali che si può. Siccome poi le alte dosi sono tossiche, dopo ogni somministrazione si fanno periodi piuttosto lunghi di riposo, tipicamente di 3 settimane, per consentire all'organismo di recuperare. Nella metronomica invece i chemioterapici vengono somministrati frequentemente, anche tutti i giorni, a ritmo costante e senza prolungate interruzioni. Il termine "metronomica" rimanda allo strumento che batte il tempo in musica, il metronomo, proprio per sottolineare il diverso ritmo di somministrazione rispetto alla chemioterapia convenzionale. A introdurre il termine sono stati Hanahan, Bergers e Bergsland, dell'Università di California, in un articolo del 2000 [1], scritto quando questo tipo di terapia era sperimentato solo negli animali e non era ancora entrato nella pratica clinica.

Nella metronomica i chemioterapici vengono somministrati a dosi decisamente più basse rispetto alla chemioterapia tradizionale. Diversamente non sarebbe possibile somministrarli a ritmo costante. Ad esempio, la ciclofosfamide nella terapia convenzionale solitamente viene somministrata in vena ogni 3 settimane a una dose che oscilla tra 500 e 1500 mg/m². Nella terapia metronomica di solito viene data per bocca ogni giorno a una dose di 50 mg. La dose giornaliera della ciclofosfamide in metronomica è più di dieci volte inferiore a quella trisettimanale dello schema tradizionale. Una persona alta 1 metro e 75 cm e con un peso di 80 Kg ha una superficie corporea di 1,9 m². Perciò, se in un trattamento convenzionale ci teniamo su 500 mg/m², somministreremo 950 mg ogni 3 settimane, quasi 20 volte la dose giornaliera della metronomica. C'è anche da dire che una dose di ciclofosfamide presa per bocca equivale al 75-80% della stessa dose per via endovenosa.

Anche se ad ogni somministrazione la dose di farmaco è bassa, la dose cumulativa, quella complessivamente somministrata, può essere alta. In alcuni casi, specie se la terapia dura a lungo, con la metronomica si finisce per assumere una quantità di farmaco superiore a quella che si prenderebbe con una chemioterapia convenzionale. Questa è una delle ragioni per cui non è esatto chiamare la metronomica "chemioterapia a basse dosi", anche se si fa.

Parlare di "chemioterapia a basse dosi" non è esatto, anche perché può far pensare che tutto quel che si fa è abbassare le dosi di una chemioterapia tradizionale per evitare effetti collaterali. In realtà le dosi non si scelgono solo in funzione del problema degli effetti collaterali, ma anche in vista degli effetti da ottenere. La dose adoperata in ciascuna somministrazione varia da farmaco a farmaco e ci si sforza di usare la dose più bassa in grado di ottenere quei cambiamenti biologici che rendono la metronomica efficace contro il cancro. Si parla di *biological optimized dose* (BOD). Non siamo ancora in grado di farlo con sicurezza, ma la ricerca tende a questo: arrivare a calcolare la dose in ragione dell'effetto che vogliamo ottenere.

Parlare di "chemioterapia a basse dosi" può farci credere che si tratti ancora di una chemioterapia tradizionale, mentre la metronomica è tutt'altra cosa. Agisce in modo completamente diverso dalla chemioterapia convenzionale. Questa uccide le cellule neoplastiche attaccandole direttamente. L'azione della metronomica invece è legata a certi cambiamenti biologici che i chemioterapici producono quando somministrati in questa maniera. Sono cambiamenti che riguardano soprattutto il rapporto tra organismo e tumore e che ostacolano lo sviluppo di quest'ultimo.

La metronomica è generalmente ben tollerata. Non dà gli effetti collaterali, a volte gravi, che caratterizzano la chemioterapia convenzionale. Una tossicità, più o meno significativa a seconda del tipo di metronomica adoperata, c'è. Questa però tende ad essere meno frequente e di grado più basso che con la chemioterapia tradizionale. Di regola non c'è bisogno di usare fattori di crescita per stimolare il midollo.

Alla buona tollerabilità della metronomica contribuisce il fatto che vengono preferiti i chemioterapici per bocca. Ci sono anche regimi metronomici con somministrazioni in vena, ma l'uso prevalente è di terapie orali. Questo è un grande vantaggio per il paziente, che può tranquillamente fare la terapia a casa, come farebbe per un'ipertensione o per un diabete curabile senza insulina.

Per il paziente la terapia risulta comoda anche perché, siccome gli effetti collaterali sono scarsi, di regola non c'è bisogno di molti controlli, né di ricoveri o cure aggiuntive per problemi che insorgono. Il fatto che ci si curi a domicilio e si debba poco ricorrere all'aiuto specialistico contribuisce a fare della metronomica una terapia poco costosa. Del resto i farmaci che si adoperano sono per lo più chemioterapici a basso costo.

In sintesi possiamo riassumere le caratteristiche della metronomica in 6 punti.
1. Somministrazioni frequenti senza lunghe interruzioni.
2. Uso di basse dosi ottimizzate in ragione degli effetti biologici da ottenere.
3. Meccanismo di azione centrato sull'equilibrio organismo-cancro e radicalmente diverso da quello della chemioterapia convenzionale.
4. Scarsi effetti collaterali.
5. Preferenza per farmaci per bocca.
6. Comodità per il paziente e bassi costi.

"Less is more": nasce l'idea della metronomica

Nel 2000 vengono pubblicati due studi sperimentali di due diversi gruppi di ricercatori, uno canadese e l'altro statunitense [2 e 3]. Entrambi sono sui topi e riportano risultati sorprendenti. Mettendo a confronto programmi di chemioterapia convenzionale e programmi di tipo metronomico emerge che i risultati sono superiori con questi ultimi.

Nella sperimentazione del gruppo statunitense la ciclofosfamide somministrata secondo lo schema convenzionale, ad alte dosi ogni 3 settimane, era meno efficace della ciclofosfamide somministrata a dosi circa 3 volte più basse ogni 6 giorni. Il tumore cresceva più lentamente e, una volta sospesa la terapia, passava più tempo prima che la malattia ripartisse. Nel caso di tumori che erano divenuti resistenti alla chemioterapia lo schema convenzionale era inefficace, mentre quello di tipo metronomico conservava la sua efficacia.

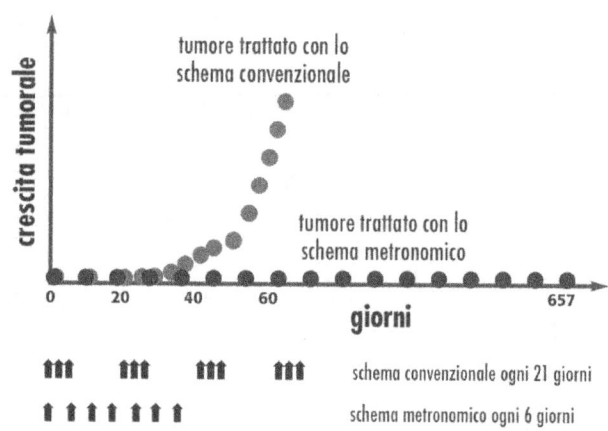

I risultati di uno degli esperimenti del gruppo statunitense

Questo esperimento è su una massa sottocutanea di cellule di carcinoma polmonare. Come si vede dal grafico, adoperando lo schema convenzionale in cui la ciclofosfamide viene somministrata a dosi tre volte superiori ogni 21 giorni, il tumore comincia a crescere già prima di 40 giorni. Invece con lo schema metronomico, in cui si somministra una dose circa 3 volte inferiore ogni 6 giorni, il tumore non ricresce e il risultato si mantiene a lungo nel tempo.

Hanahan, Bergers e Bergsland, gli autori che hanno introdotto il termine "metronomica", nel loro articolo riassumono le due sorprendenti sperimentazioni sui topi, che erano appena state pubblicate. Prudentemente concludono che "forse non è realistico aspettarsi così drammatici risultati negli esseri umani", ma che la metronomica "potrebbe essere messa a punto per minimizzare gli effetti collaterali della chemioterapia, spesso devastanti". Auspicano perciò sperimentazioni cliniche dello schema metronomico, magari combinando chemioterapici con altri farmaci.

Il titolo dell'articolo comincia con *Less is more* (meno è di più), come a sottolineare il risvolto paradossale della novità scientifica di quegli esperimenti sui topi. Da decenni si pensa che la strategia migliore sia attaccare il cancro con cure pesanti, anche se ci sono costi da pagare, come il peggioramento della qualità della vita. Forse dagli studi sui topi arriva ora un'indicazione diversa, che potrebbe rendere la cura del cancro più accettabile: puntare sulle cure leggere.

Dalle scoperte di Folkman all'idea della metronomica

Com'è nata l'idea di somministrazioni ravvicinate e a dosi più basse? Nel 1971, Judah Folkman, ispiratore del gruppo statunitense che nel 2000 ha sperimentato la ciclofosfamide metronomica nei topi, aveva pubblicato un articolo che proponeva un'ipotesi rivoluzionaria [4]. L'idea di fondo è che i tumori sono angiogenesi-dipendenti, cioè che possono crescere solo se c'è produzione di nuovi vasi sanguigni (capitolo *L'angiogenesi tumorale*).

Finché hanno a disposizione solo i vasi che ci sono già, le cellule del cancro sono in uno stato di quiescenza, inattive, come addormentate e le masse che formano arrivano al più a 1-2 millimetri. Schematicamente possiamo distinguere tra tumori in stato non-angiogenetico, dove non si producono nuovi vasi e che non crescono e non danno metastasi a distanza, e tumori in stato angiogenetico, dove si producono nuovi vasi e che progrediscono rapidamente. Le

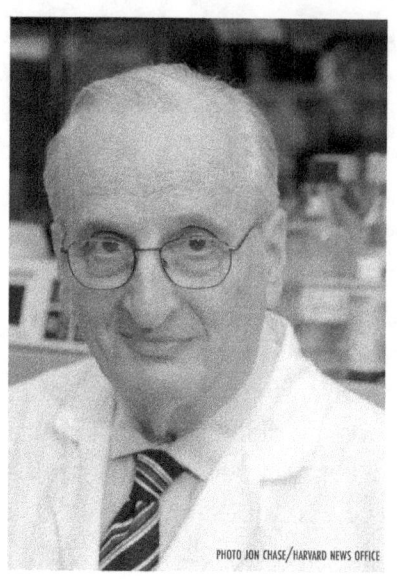

Judah Folkman (1933-2008)

Folkman è stato una figura di rilievo nella storia della medicina degli ultimi decenni, sia per i contributi che ha portato alla ricerca, alla pratica e all'insegnamento, sia per la sua personalità, improntata all'eclettismo, la creatività e l'umiltà.

Ancora studente alla Harvard Medical School inventò uno dei primi pacemaker cardiaci impiantabili. Non ancora trentenne, mentre faceva servizio militare come tenente della Marina statunitense, Folkman ha scoperto che frammenti di tumore impiantati in una tiroide senza perfusione sanguigna potevano sopravvivere senza crescere oltre un millimetro. Sono le prime osservazioni che avrebbero portato al lavoro pubblicato nel 1971. Pur lavorando come chirurgo, clinico e docente, ha continuato a far ricerca in ambito biologico e biochimico.

cellule dei tumori maligni stimolano la produzione di nuovi vasi e creano così condizioni per crescere e metastatizzare.

Il fatto che i tumori sono angiogenesi-dipendenti apre nuove prospettive nella cura del cancro. Le cellule tumorali non sono l'unico bersaglio possibile. Possiamo puntare a bloccare la produzione di nuovi vasi e per questa via mandare le cellule in quiescenza e impedire che il tumore cresca e si diffonda nell'organismo. Per un decennio le scoperte di Folkman non sono state prese sul serio. Ma dopo gli anni '80 sono partite numerose ricerche su farmaci che inibiscono l'angiogenesi e nel 2000 alcuni di questi erano già in fase avanzata di sperimentazione e prossimi all'approvazione per uso clinico.

Alcune considerazioni hanno portato Folkman e gli altri ricercatori degli esperimenti sui topi del 2000 a pensare che anche i chemioterapici possono essere usati per bloccare l'angiogenesi, a patto di cambiare lo schema di somministrazione.

I chemioterapici in genere bloccano l'angiogenesi in quanto colpiscono tutte le cellule che si stanno riproducendo, non solo quelle del cancro. Per produrre nuovi vasi le cellule endoteliali, che rivestono la superficie interna dei vasi, devono moltiplicarsi, il che le rende sensibili all'azione dei chemioterapici. Ecco che sotto l'effetto di un chemioterapico la produzione di nuovi vasi si blocca.

C'è però un problema. Se lasciamo passare troppo tempo tra due somministrazioni successive di un chemioterapico, le cellule endoteliali si riprendono e l'angiogenesi riparte. Le sospensioni favoriscono l'angiogenesi e indirettamente il tumore. Di qui l'idea di provare a usare dosi più basse ravvicinate, in modo da impedire all'angiogenesi di ripartire. Si possono usare tranquillamente dosi basse perché lo scopo non è tanto uccidere le cellule neoplastiche, quanto colpire le cellule endoteliali, che sono molto meno capaci di reggere l'impatto dei chemioterapici.

Appare chiara la logica degli esperimenti sui topi pubblicati nel 2000. Somministrando dosi più basse a intervalli più brevi, i ricercatori intendevano attaccare il tumore indirettamente, con una strategia antiangiogenetica, colpendo le cellule endoteliali e bloccando l'angiogenesi a livello del tumore. Perciò parlano di "chemioterapia antiangiogenetica" e di "schema di somministrazione antiangiogenetico". Oggi sappiamo che, quando un chemioterapico viene somministrato così (a basse dosi e a ritmo frequente), il blocco dell'angiogenesi, per quanto importante, è solo uno dei meccanismi di azione antitumorale. Perciò è preferibile parlare di "chemioterapia metronomica".

I limiti della chemioterapia convenzionale

A spingere a sperimentare sui topi lo schema metronomico non sono state solo le scoperte di Folkman e l'idea di prendere come bersaglio le cellule endoteliali e bloccare l'angiogenesi. I ricercatori sono stati spinti anche dalla delusione per la chemioterapia tradizionale. Questa ha fatto fare importanti passi avanti nel trattamento del cancro, ma ha chiari limiti.

Le risposte, anche quando risultano brillanti, sono abitualmente di breve durata. Per quanto aggressiva, una chemioterapia convenzionale non uccide mai tutte le cellule neoplastiche del tumore. Perciò le cellule sopravvissute dopo qualche tempo fanno ripartire la malattia. C'è un altro fatto, forse ancora più preoccupante.

Quando riparte dopo un trattamento, la malattia tende ad essere più aggressiva di prima. Accade infatti che le cellule neoplastiche, proprio perché esposte all'attacco del farmaco chemioterapico, facilmente diventano resistenti, acquisiscono la capacità di sopravvivere a ulteriori attacchi della chemioterapia. È una tipica caratteristica dei tumori l'abilità di adattarsi alle condizioni avverse, grazie al fatto che si selezionano tipi di cellule più resistenti o le cellule si modificano opportunamente.

C'è da dire poi che la chemioterapia convenzionale con i suoi effetti collaterali peggiora la qualità della vita. Gli effetti collaterali cospirano anche a rendere meno efficaci i trattamenti, perché indeboliscono l'organismo, abbassano le difese immunitarie e a volte impediscono di somministrare certi chemioterapici o di somministrarli alle dosi e al ritmo desiderato.

I ricercatori avevano ottime ragioni per pensare che lo schema metronomico potesse ovviare a questi difetti della chemioterapia tradizionale. C'era da aspettarsi che le basse dosi dessero meno effetti collaterali, anche se le somministrazioni erano ravvicinate. Continuando poi a somministrare il chemioterapico, senza lunghi periodi di sospensione, non si dava al tumore il tempo per ripartire. Non c'era infine motivo di pensare che insorgessero resistenze. I ricercatori partivano infatti dall'ipotesi che la chemioterapia metronomica andasse a colpire le cellule endoteliali. Diversamente dalle tumorali, queste non sono capaci di adattarsi alle condizioni ambientali avverse e divenire rapidamente resistenti ai trattamenti. A proposito del problema delle resistenze i risultati ottenuti dal gruppo statunitense sono stati davvero incoraggianti: la ciclofosfamide metronomica funzionava anche sui tumori divenuti resistenti, sui quali la stessa ciclofosfamide somministrata in modo convenzionale era inefficace.

Una nuova filosofia della cura

A spingere i ricercatori a tentare la metronomica nei primi esperimenti del 2000 è stato anche il fatto che si andava timidamente affermando una nuova filosofia della terapia del cancro. Sempre nel 2000, poco dopo la pubblicazione dei due lavori sui topi e dell'articolo che cominciava con "Less is more", due ricercatori dell'Università del Texas, Fidler e Ellis, hanno scritto in modo chiaro: "il cancro è una malattia cronica e dovrebbe essere trattata come altre malattie croniche" [5].

Trattare il cancro come una malattia cronica significa che non dobbiamo mirare a eliminarlo a tutti i costi, ma più modestamente accontentarci di gestirlo, pensando a far vivere le persone bene e a lungo. Qualche anno più tardi Folkman, assieme a Kalluri, chiarirà il concetto, parlando di *cancer without disease*, cancro senza malattia [6]. Si può avere nel corpo il cancro senza per questo essere malati. Molti di noi hanno tumori molto piccoli senza neppure saperlo.

Se guardiamo al problema del cancro in questi termini, ostinarsi a eliminare dal corpo le cellule del cancro ha poco senso. L'importante è star bene. In quest'ottica una terapia come la metronomica è davvero promettente. La chemioterapia metronomica ancora oggi è strettamente legata a un approccio al cancro più realista e umano. È una filosofia che mette da parte la fissazione di far la guerra al cancro, per averla vinta a tutti i costi con questa terribile malattia. Punta invece a prendere atto dei limiti che oggi ancora abbiamo e a cercare di far vivere bene e a lungo le persone che hanno in corpo il cancro.

For cancer, seek and destroy or live and let live? (per il cancro, cerca e distruggi o vivi e lascia vivere?) è il titolo di un articolo pubblicato nel 2009 da André e Pasquier, due oncologi pediatrici impegnati nella ricerca sulla metronomica [7]. Lascia intendere bene la nuova filosofia. Qualche mese prima Gatenby, ricercatore del Moffitt Cancer Center in Florida, aveva messo in discussione l'idea del proiettile magico (*magische Kugeln*), che risaliva a Paul Ehrlich, famoso medico e scienziato tedesco dell'Ottocento, pioniere delle ricerche sulle malattie infettive e il cancro [8]. L'idea di usare farmaci che agiscono come proiettili magici, che colpiscono microrganismi o cellule impazzite e risparmiano le cellule sane, ha dato buoni risultati con le malattie infettive. Col cancro però – dice Gatenby – forse conviene una nuova strategia, tesa a controllare la malattia più che a distruggere le cellule che la provocano.

Lascia intendere bene la nuova strategia l'immagine della potatura, che usa Gatenby. Un cancro è come un albero che cresce in modo incontrollato. La cosa migliore da fare è circoscriverlo, potando sistematicamente i rami in eccesso e facendo in modo che resti entro confini stabiliti senza fare danni. Non lo sradichiamo, lo lasciamo lì, ma evitiamo che diventi una presenza problematica.

Una promettente terapia multitarget

Hanahan, Bergers e Bergsland, nel loro articolo che cominciava con "less is more", notavano che il valore clinico della chemioterapia metronomica era tutto da verificare. Auspicavano studi clinici. Questi non si sono fatti attendere. Negli anni successivi sono state condotte diverse sperimentazioni cliniche, anche se non c'è stata quell'eplosione di ricerca clinica che ci si poteva aspettare sulla scia di novità così interessanti per la cura del cancro.

A dire il vero, come notano Kerbel (del gruppo di ricercatori canadesi) e Kamen, nel 2000 erano già stati pubblicati alcuni interessanti studi clinici [9]. Ad esempio, in un lavoro del 1998 erano emersi buoni risultati in 61 pazienti con cancro polmonare trattati con etoposide per bocca somministrato prima ogni giorno e poi ogni due, con una sola settimana di interruzione al mese [10]. Questi pazienti non avevano risposto allo stesso farmaco somministrato in modo convenzionale o non avevano potuto continuare la chemioterapia tradizionale per le loro cattive condizioni di salute. Eppure, grazie alla metronomica con etoposide, quasi il 30% di loro aveva risposto alla terapia e un altro 30% circa aveva ottenuto che la malattia restasse stabile.

Ma come agisce la metronomica? Molti studi hanno approfondito i meccanismi di azione. Si è capito meglio come i chemioterapici somministrati in questo modo bloccano l'angiogenesi. È emerso poi che, diversamente da quanto pensavano i ricercatori all'inizio, l'inibizione dell'angiogenesi è solo uno dei meccanismi in gioco, anche se particolarmente importante. Per questo, per evitare di lasciar credere che il blocco dell'angiogenesi sia l'unico meccanismo, è preferibile parlare di chemioterapia metronomica, piuttosto che di chemioterapia antiangiogenica.

La metronomica è una terapia multitarget, che colpisce più bersagli e agisce per varie vie, anche tra loro collegate. Oltre che sull'angiogenesi, agisce sulle difese immunitarie dell'organismo e direttamente sulle cellule tumorali.

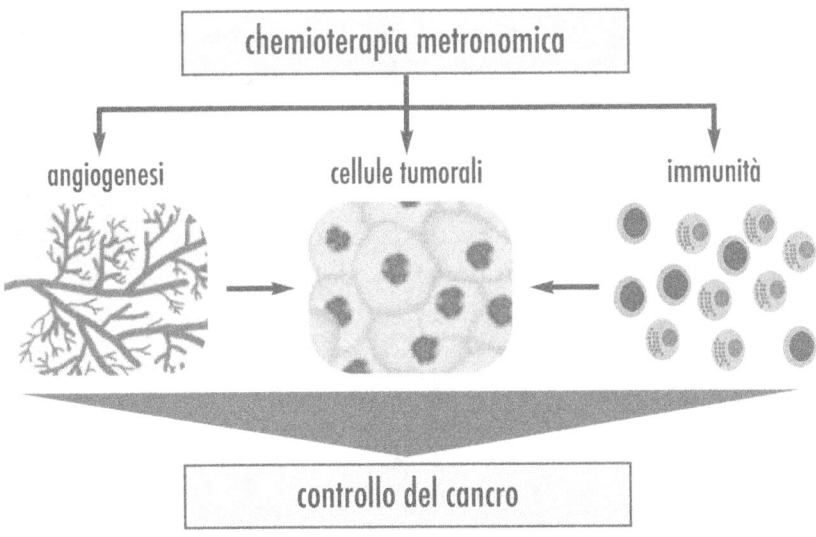

I tre meccanismi principali della metronomica

19

Accanto ai tre meccanismi principali ce ne sono altri che negli ultimi anni andiamo scoprendo. L'azione della metronomica è decisamente complessa.

La complessità del funzionamento della metronomica non è solo una sfida per la ricerca. Se la decifriamo, ci è utile. Può aiutarci a migliorare l'uso clinico che ne facciamo. Ad esempio, modificando dosaggi e ritmi di somministrazione dei farmaci possiamo modificare il gioco dei vari meccanismi (spostare l'azione più sull'uno o sull'altro o aggiungerne uno nuovo) e così ottimizzare il trattamento a seconda della situazione che la malattia presenta in quel momento.

Il suo complesso funzionamento rende la metronomica particolarmente interessante. Fa intravedere la possibilità di potenziare questa terapia agendo contemporaneamente con altri mezzi, che rafforzano questo o quel meccanismo o che completano le azioni. Possiamo giocare una partita anticancro complessa.

Giocare una partita complessa è importante, se ciò che vogliamo è resistere nel tempo. Per tenere sotto controllo il cancro, per domarlo e fare in modo che faccia meno danni possibile pur continuando ad esserci, dobbiamo studiarlo continuamente e ogni volta che occorre cambiare qualcosa della terapia. Un cancro non è sempre lo stesso. È una realtà dinamica che si modifica. Se noi facciamo sempre le stesse azioni, se non adattiamo i trattamenti ai suoi cambiamenti, ci sfuggirà di mano. Ecco che la metronomica, specie combinata con altre terapie, risulta molto promettente, proprio perché fa diverse cose, agisce sul cancro in molti modi e si presta a essere adoperata a lungo e flessibilmente.

L'angiogenesi tumorale

L'angiogenesi (dal greco *angheîon* = vaso e *ghénesis* = nascita) è la formazione di nuovi vasi (arterie, vene, capillari, linfatici), che vanno ad aggiungersi alla rete di vasi già esistente in quel tessuto. In condizioni normali l'angiogenesi aiuta a mantenere l'integrità dell'organismo: è quel che accade nei muscoli scheletrici e cardiaci durante l'esercizio fisico, negli organi genitali femminili durante il ciclo mestruale o quando guarisce una ferita. In alcuni casi però la produzione di nuovi vasi risulta dannosa e contribuisce a certe malattie, come la psoriasi, l'endometriosi, l'artrite reumatoide, la degenerazione maculare retinica, l'aterosclerosi. È questo anche il caso dei tumori.

I tumori hanno bisogno di vasi per approvvigionarsi di ossigeno e sostanze nutritizie, oltre che per scaricare rifiuti. Più crescono, più hanno bisogno di vasi. Perciò a un certo punto per crescere devono far partire l'angiogenesi che mette loro a disposizione nuovi vasi, come aveva notato Folkman (capitolo *Dalle scoperte di Folkman all'idea della metronomica*). Indicativamente si calcola che una massa tumorale può arrivare al massimo a 1-2 millimetri senza l'angiogenesi. La soglia però varia a seconda della situazione, ad esempio di quanto è vascolarizzato il tessuto nel quale la massa cresce. In un tessuto poco o per nulla vascolarizzato l'angiogenesi può essere necessaria già a dimensioni molto minori o persino soltanto per far uscire le cellule neoplastiche da uno stato di inattività e avviare la crescita. In un tessuto ben vascolarizzato invece la massa può spingersi anche oltre 1-2 millimetri senza bisogno di far partire l'angiogenesi.

Al tumore i vasi non servono solo per la crescita. Sono anche la via attraverso la quale si diffondono nel corpo e cercano di guadagnare nuove sedi dove impiantarsi. Ecco che l'angiogenesi, mettendo a disposizione delle cellule del cancro una fitta rete di vasi, favorisce le metastasi a distanza.

I vasi di nuova formazione che si trovano nei tumori sono diversi dai vasi normali, tanto che si riconoscono a prima vista. Sono tortuosi, si ramificano in modo irregolare e formano reti distribuite in modo non uniforme. Sono anche vasi in genere più grandi e più fragili. Nelle pareti di questi vasi, in alcuni punti, possiamo trovare cellule tumorali che rimpiazzano le normali cellule dei vasi, senza avere però certe caratteristiche di queste cellule che le rendono ottimi mattoni di costruzione dei vasi. Nel complesso la vascolarizzazione frutto dell'angiogenesi è caotica e malfunzionante, ma per il tumore che cresce e tenta di guadagnare nuovi territori è comunque essenziale.

Come avviene l'angiogenesi in un tumore? Come si formano i nuovi vasi? Nei vecchi vasi, in quelli che ci sono già, si creano punti di rottura delle pareti. Da questi punti si staccano alcune cellule endoteliali. Le cellule endoteliali o ECs (*Endothelial Cells*) rivestono come un pavimento la parete interna dei vasi e sono a diretto contatto col sangue che scorre dentro. Le cellule endoteliali che si staccano dai vecchi vasi si moltiplicano e migrano attraverso la matrice extracellulare o ECM (*Extracellular Matrix*). Si parla di matrice nel senso che la parola ha anche in geologia, per indicare una tessitura fine in cui sono inseriti elementi più grandi. Nel nostro caso si tratta di un materiale più o meno denso, ricco di proteine, dentro il quale sono immerse le cellule.

Dopo aver attraversato un tratto di matrice extracellulare, le cellule endoteliali staccatesi dai vecchi vasi si organizzano, disponendosi in modo da strutturare nuovi vasi nella nuova sede. Dai vecchi vasi si staccano anche dei pericìti, cellule di forma stellata, che sono a contatto delle endoteliali e contribuiscono a rendere elastici i vasi. Anche i periciti migrano e collaborano alla costruzione dei nuovi vasi nella nuova sede.

Fino al 1997 si pensava che le cellule endoteliali adoperate per fabbricare i nuovi vasi provenissero solo da punti di rottura di vasi già esistenti, presenti nelle vicinanze. Si sapeva che nello sviluppo dell'embrione i nuovi vasi vengono costruiti utilizzando cellule endoteliali che si formano a partire da altre cellule che arrivano attraverso il sangue dal midollo: i progenitori circolanti delle cellule endoteliali, EPCs (*Endothelial Progenitor Cells*). Si pensava però che questo accadesse solo nell'embrione, non nell'adulto. Nel 1997 un gruppo di ricercatori della Tufts University, nel Massachussets, scoprì che nel sangue di adulti ci sono cellule in grado di trasformarsi in cellule endoteliali e, con esperimenti negli animali, dimostrò il ruolo dei progenitori circolanti nell'angiogenesi in età adulta [11].

Gli studi successivi hanno confermato che le cellule endoteliali dei nuovi vasi derivano in parte dai progenitori circolanti, anche se sono emersi dati contraddittori su quanto queste cellule contribuiscono all'angiogenesi. In alcuni casi sembra che più di metà delle cellule endoteliali dei nuovi vasi derivi dai progenitori circolanti, in altri per meno del 5% o per niente. Probabilmente molto dipende dalle circostanze, dalla situazione e dal momento in cui il tumore viene studiato. In ogni caso oggi sappiamo che le cellule endoteliali adoperate per la costruzione dei nuovi vasi in parte sono prese localmente, in parte possono derivare da cellule del sangue capaci all'occorrenza di trasformarsi in cellule endoteliali.

A provocare il processo di formazione dei nuovi vasi è uno squilibrio tra attivatori e inibitori dell'angiogenesi. Nell'ambiente del tumore ci sono sostanze chimiche capaci di stimolare l'angiogenesi e sostanze chimiche che tendono a bloccarla. Se le prime prevalgono, si formano i nuovi vasi.

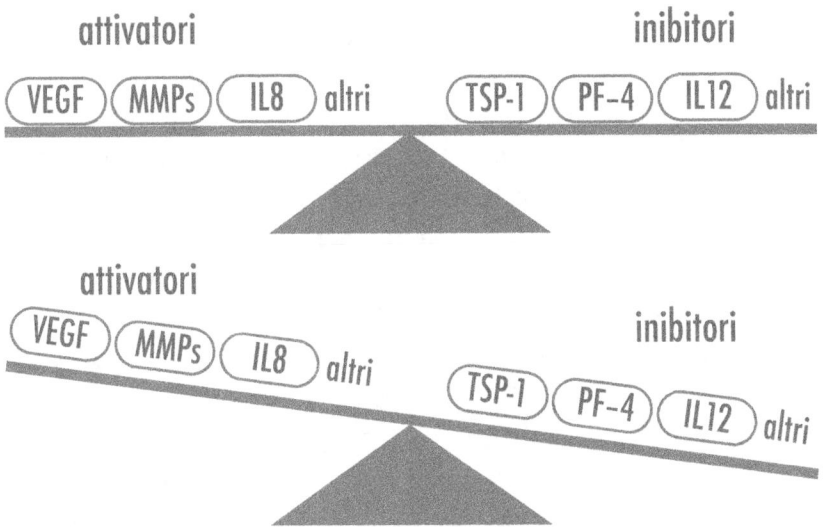

Bilancia di attivatori e inibitori che controlla l'angiogenesi

In figura sono indicati solo alcuni dei molti attivatori e inibitori che conosciamo. Quando la bilancia pende a favore degli attivatori, c'è la produzione di nuovi vasi.

Lo squilibrio si verifica perché vengono prodotti sempre più gli attivatori e si riduce invece la sintesi degli inibitori. A produrre queste sostanze non sono solo le cellule tumorali, ma anche cellule normali presenti nell'ambiente del tumore, come i fibroblasti o cellule del sistema immunitario. Tutte però lavorano sotto la regia delle cellule tumorali, che in qualche modo governano lo squilibrio e il conseguente processo di angiogenesi.

Un attivatore particolarmente importante è il fattore di crescita dell'endotelio vascolare o VEGF (*Vascular Endothelial Growth Factor*). È prodotto dalle cellule tumorali, oltre che dai fibroblasti e altre cellule, sempre sotto la regia delle tumorali. Si diffonde nell'ambiente circostante e, quando incontra le cellule endoteliali, si lega ad appositi recettori presenti sulla loro superficie e le attiva.

VEGF può agire anche a distanza. Contribuisce a stimolare la produzione midollare dei progenitori circolanti delle cellule endoteliali e ad attrarli sul posto.

Le cellule endoteliali attivate producono altri attivatori, che le fanno moltiplicare e favoriscono la loro migrazione attraverso la matrice extracellulare. In particolare le metalloproteinasi di matrice o MMPs (*Matrix Metalloproteinases*) sono enzimi che digeriscono la matrice extracellulare, la sciolgono, la disfano e così aprono la via alle cellule endoteliali. Le metalloproteinasi di matrice sono prodotte dalle stesse cellule endoteliali attivate, ma anche dalle cellule tumorali e da altre cellule presenti nell'ambiente, come i fibroblasti.

L'angiogenesi è una cascata di eventi intrecciati, in cui segnali chimici stimolano cambiamenti di cellule e strutture, che, messi insieme, portano alla formazione di nuovi vasi. Le cellule del cancro in questo fanno la loro parte e mantengono la regia. Le ricerche degli ultimi anni hanno fatto luce sull'intricato processo di angiogenesi, aprendo interessanti prospettive per la terapia del cancro, ma molto resta ancora da capire [12, 13, 14, 15, 16, 17, 18].

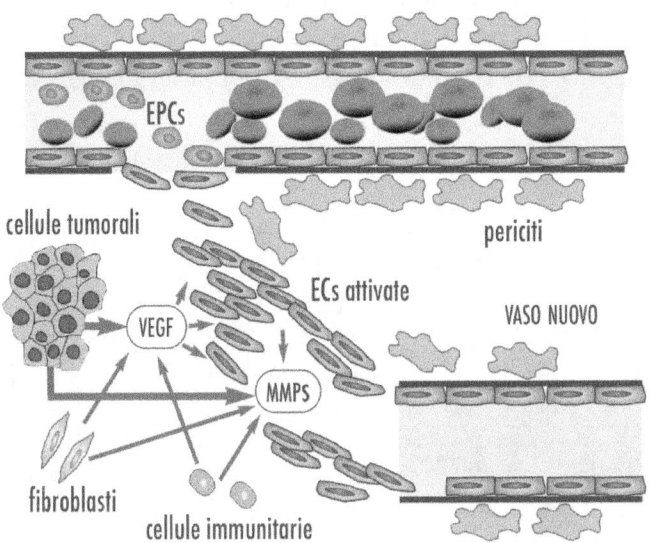

VASO GIÀ ESISTENTE

EPCs

cellule tumorali

periciti

ECs attivate

VASO NUOVO

VEGF

MMPS

fibroblasti

cellule immunitarie

Come vengono fabbricati nuovi vasi nel tumore

La parete del vaso già esistente (in alto) si rompe e dal punto di rottura si staccano cellule endoteliali (ECs). Cellule endoteliali si formano anche a partire dai progenitori circolanti, che provengono dal midollo e sono presenti nel sangue (EPCs). Questi progenitori gradatamente cambiano fino a diventare cellule endoteliali.

Che provengano da vasi già esistenti o dai progenitori circolanti, le cellule endoteliali libere vengono attivate da VEGF, il fattore di crescita dell'endotelio, prodotto principalmente dalle cellule tumorali. Una volta attivate, le cellule endoteliali si moltiplicano e migrano fino ad arrivare al punto dove si costruisce il nuovo vaso. La loro migrazione è favorita dalle metalloproteinasi (MPPs), che distruggono la matrice extracellulare e aprono la via alle cellule endoteliali.

Assieme alle cellule endoteliali si spostano anche periciti, sebbene di solito non in misura sufficiente per fare vasi ben fatti. Nella sede della costruzione cellule endoteliali e altre componenti si assemblano in modo da formare un nuovo vaso.

Come la metronomica blocca l'angiogenesi

Schematicamente la metronomica blocca l'angiogenesi attraverso tre meccanismi: 1) colpisce le cellule endoteliali impegnate nella fabbricazione dei nuovi vasi, 2) fa aumentare un inibitore dell'angiogenesi, la trombospondina-1 (TSP-1), 3) riduce la disponibilità di progenitori circolanti delle cellule endoteliali (EPCs).

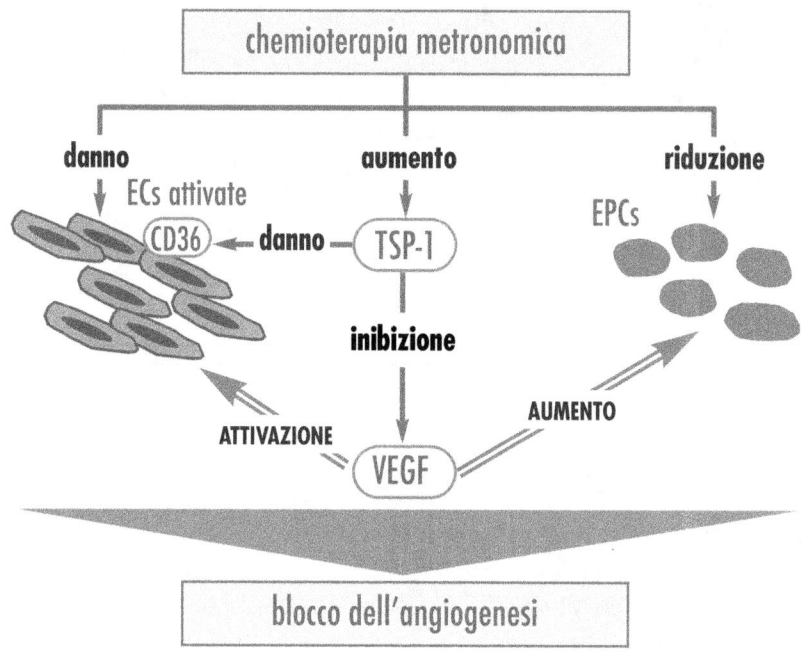

Le tre azioni della metronomica sull'angiogenesi

La metronomica colpisce direttamente le cellule endoteliali (ECs) impegnate nella costruzione dei nuovi vasi. Fa aumentare la trombospondina-1 (TSP-1), potente inibitore dell'angiogenesi. Riduce poi la disponibilità di progenitori delle cellule endoteliali (EPCs). Al danno delle cellule endoteliali e alla riduzione dei progenitori contribuisce la trombospondina, sia direttamente, sia attraverso l'inibizione di VEGF (il fattore di crescita dell'endotelio vascolare), fondamentale attivatore dell'angiogenesi. La trombospondina-1 colpisce le cellule endoteliali attivate in modo molto selettivo, perché lo fa attraverso i recettori CD36, che sono presenti in queste cellule ma non in altre.

La metronomica impedisce alle cellule endoteliali di migrare attraverso la matrice extracellulare e di moltiplicarsi, due cose importanti per la costruzione dei nuovi vasi. Porta anche a morte le cellule endoteliali attivate, quelle impegnate nell'angiogenesi. Come fa?

Sembra ovvio pensare che la metronomica colpisca le cellule endoteliali per il semplice fatto che è una chemioterapia. I chemioterapici sono farmaci citotossici, che danneggiano le cellule che proliferano, quelle che si stanno riproducendo. Siccome le cellule endoteliali impegnate nell'angiogenesi si moltiplicano, possiamo supporre che siano un bersaglio dei chemioterapici adoperati nella metronomica.

C'è però qualcosa che non quadra, un paradosso che ha portato i ricercatori a interrogarsi e a scoprire il meccanismo della trombospondina-1.

Nel corpo, oltre alle cellule endoteliali impegnate nell'angiogenesi, ci sono altre cellule che si moltiplicano attivamente. Ce ne sono ad esempio nel midollo, che produce continuamente cellule del sangue, o nella mucosa intestinale, che si rinnova continuamente. La metronomica non colpisce in modo significativo queste cellule. Se lo facesse, ci sarebbero effetti collaterali simili a quelli della chemioterapia tradizionale, che invece non ci sono. Come si spiega il mistero?

Studi condotti *in vitro*, cioè su cellule coltivate in appositi supporti, fuori dall'organismo, hanno dimostrato che le cellule endoteliali attivate, quelle pronte a portare avanti l'angiogenesi, sono estremamente sensibili ai chemioterapici, molto più di altre cellule che pure si stanno riproducendo. Le prime ricerche, di gruppi italiani, risalgono agli anni Novanta [19, 20]. I risultati di un lavoro successivo sono davvero impressionanti: le cellule endoteliali attivate risentivano di concentrazioni di chemioterapico da 10.000 a 100.000 volte inferiori a quelle necessarie per colpire altre cellule in fase di proliferazione [21].

Evidentemente c'è qualcosa che rende le cellule endoteliali attivate sensibili a dosi molto basse di chemioterapici. È la stessa metronomica a produrre questo effetto attraverso la trombo-spondina-1. Da due ricerche condotte in vitro e in modelli ani-mali (topi in cui erano stati fatti crescere tumori) nei primi anni 2000 è risultato che la metronomica fa aumentare significativa-mente questo potente inibitore dell'angiogenesi [22, 23]. La trom-bospondina-1 blocca le cellule endoteliali attivate e le rende molto sensibili all'azione dei chemioterapici. Lo fa legandosi a recettori (i CD36) che si trovano sulle cellule endoteliali attivate, ma non in altre cellule. Ecco spiegato come mai la metronomica colpisce in modo selettivo le cellule endoteliali impegnate nella costruzione di nuovi vasi.

La trombospondina-1 non si limita a bloccare e rendere sensi-bili le cellule endoteliali. Contrasta anche gli effetti di attivatori dell'angiogenesi, in particolare del fattore di crescita dell'endote-lio vascolare (VEGF) e delle metalloproteinasi (MMPs). Queste ultime favoriscono la migrazione delle cellule endoteliali attra-verso la matrice extracellulare. VEGF è la molecola che attiva le cellule endoteliali ed è anche in grado di richiamare sul posto i progenitori circolanti delle cellule endoteliali.

Siamo arrivati così al terzo meccanismo. La metronomica blocca l'angiogenesi anche perché fa venir meno il rifornimento dei progenitori delle cellule endoteliali (EPCs), che arrivano dal midollo attraverso il sangue. Che la metronomica blocca l'arrivo di progenitori delle cellule endoteliali è dimostrato in studi negli animali [24], ma anche in ricerche cliniche. Andando a misurarli nel sangue di pazienti sotto metronomica, si è visto che i proge-nitori delle cellule endoteliali diminuiscono e restano nel tempo a basso livello [25]. Al contrario la chemioterapia tradizionale li fa salire.

Questi tre meccanismi sono i più importanti e di regola pre-senti. Ve ne sono però anche altri. Ci sono farmaci che, adoperati in metronomica, sono assai potenti nel bloccare l'angiogenesi. Sono dotati di azioni particolari, che esercitano in proprio o at-traverso loro metaboliti, molecole che nell'organismo si formano a partire da questi farmaci.

Immunità e cancro

Comunemente pensiamo che il sistema immunitario lotta contro il cancro presente nell'organismo. Fino a qualche decennio fa anche medici e scienziati la pensavano così. Era diffusa l'idea di immunosorveglianza: il sistema immunitario va alla ricerca delle cellule del cancro e, quando le riconosce, le colpisce e le uccide. Oggi sappiamo che le cose non stanno proprio così.

Il sistema immunitario può proteggere l'organismo dal cancro, ma può anche non fare nulla contro le cellule del cancro, essere tollerante, o addirittura divenire alleato del cancro e favorirne la crescita e la diffusione. Il punto è che il cancro riesce a gestire il sistema immunitario e a modificare le sue funzioni a proprio vantaggio. Quando si è capito questo, in ambito scientifico si è passati dall'idea di immunosorveglianza all'idea di *immunoediting*, cioè di modellamento immunitario [26]. L'idea è che proprio la pressione esercitata dalle difese immunitarie nel tempo modifica, scolpisce le cellule tumorali, che, con sorprendente capacità di adattamento, diventano in grado di resistere e prendere il comando del sistema immunitario che inizialmente le metteva in crisi.

Di solito all'inizio, quando compaiono le cellule di un tumore, il sistema immunitario fa effettivamente un'opera di sorveglianza. Il tumore però, via via che progredisce, modifica il sistema immunitario, per lo meno nell'ambiente dove sta crescendo. Si arriva così a una fase di equilibrio, in cui le cellule e le altre componenti del sistema immunitario sono presenti nell'ambiente del tumore, ma non riconoscono le cellule tumorali e quindi non le attaccano. Quando il cancro avanza ancora, il sistema immunitario che opera nel suo ambiente spesso lavora al suo fianco come un alleato. Si dice che dall'iniziale immunosorveglianza, attraverso la fase di equilibrio, siamo arrivati a una fase di immunofuga.

Uno dei mezzi che il tumore adopera per gestire l'immunità è fare in modo che nell'ambiente in cui sta crescendo si accumulino T-regolatori (Tregs). Questi sono cellule immunitarie che frenano l'azione delle altre cellule immunitarie, quelle impegnate ad attaccare presenze estranee e a difendere l'organismo. In condizioni normali hanno una funzione protettiva. Servono a impedire che il sistema immunitario attacchi normali cellule e tessuti del nostro corpo, scambiandole per entità estranee. Prevengono così malattie autoimmuni, legate proprio al fatto che il sistema immunitario aggredisce parti del nostro corpo. Tuttavia, se c'è un tumore, i T-regolatori impediscono l'immunosorveglianza e contribuiscono a lasciare campo libero alla malattia.

I tumori attraggono i T-regolatori nella sede in cui crescono e stimolano la produzione di queste cellule nel midollo e nel sangue [27, 28]. Da tempo numerose ricerche negli animali e nelle persone malate di cancro dicono che i T-regolatori aumentano nel sangue, nei linfonodi e nel tumore e che alti livelli di T-regolatori indicano che la malattia sta avanzando. Oggi sappiamo che queste cellule sono particolarmente importanti nello sviluppo e nella progressione del cancro [29, 30, 31].

Nella sede del tumore si accumulano anche altre cellule che bloccano le difese immunitarie, oltre ai T-regolatori. Le cellule soppressorie di derivazione midollare (MDSC *Myeloid-Derived Suppressor Cells*) impediscono alle difese immunitarie di funzionare in vari modi, sia agendo direttamente sulle cellule addette alla difesa, sia stimolando l'accumulo di T-regolatori. Queste cellule sono prodotte dal midollo e in condizioni normali fanno semplicemente da precursori di cellule immunitarie. Nelle persone sane si trasformano velocemente in cellule che collaborano alle difese immunitarie, per cui abitualmente si ritrovano in modesta quantità e non hanno effetti di soppressione dell'immunità. Il cancro blocca la trasformazione delle MDSC in cellule attive nelle difese immunitarie e potenzia la loro capacità immunosoppressiva [32, 33].

I tumori modificano il sistema immunitario anche agendo sulle cellule dendritiche (DCs, *Dendritic Cells*). Queste sono cellule che nell'immunità hanno un ruolo fondamentale: vigilano e segnalano. Presentano alle cellule immunitarie che poi sferrano l'attacco antigeni, cioè sostanze estranee che indicano che c'è qualcosa da cui l'organismo deve difendersi, come germi o cellule tumorali. Come le cellule dendritiche presentano gli antigeni, le cellule che attaccano si attivano e l'azione difensiva ha inizio.

Nell'ambiente di un tumore le cellule dendritiche a volte riescono a svolgere il loro normale lavoro, cosa che aiuta a tenere la malattia sotto controllo, ma spesso il tumore prende contromisure [34]. Le cellule tumorali sono in grado di produrre diverse sostanze che spingono le cellule dendritiche all'apoptosi, cioè alla loro morte programmata, naturale, che così viene anticipata. Il risultato è che nell'ambiente del tumore finiscono per esserci meno cellule dendritiche e quindi meno sorveglianza. Le cellule tumorali possono anche fare di più.

Spesso sotto la regia del tumore le cellule dendritiche finiscono per non funzionare o funzionare male. Possono anche funzionare al contrario e diventare cellule che bloccano le attività immunitarie anziché farle partire e stimolarle. In effetti le cellule dendritiche sono plastiche, cambiano il loro livello di maturazione e i loro comportamenti abituali a seconda del network di sostanze chimiche in cui si trovano immerse. Il tumore modifica questo network in modo da trasformare le cellule dendritiche a proprio vantaggio, rendendole innocue o alleate.

L'azione sulle cellule dendritiche e l'accumulo di T-regolatori e di cellule soppressorie di derivazione midollare, per quanto importanti, sono solo esempi di come il tumore può modellare l'immunità. Per fare un altro esempio, i linfociti NK (*Natural Killer*), sono importanti nella difesa dai tumori, in quanto tendono a distruggere le cellule tumorali senza bisogno di essere attivate dalle cellule dendritiche. Le cellule tumorali diffondono sostanze che si legano a specifici recettori degli NK e li attivano. Sembrano però capaci di rilasciare anche sostanze che fanno diminuire i recettori degli NK o che, legandosi a questi recettori, li bloccano senza attivarli, facendo da esca avvelenata [35, 36]. Il funzionamento dell'immunità nel cancro è decisamente complesso e in buona parte ancora da decifrare.

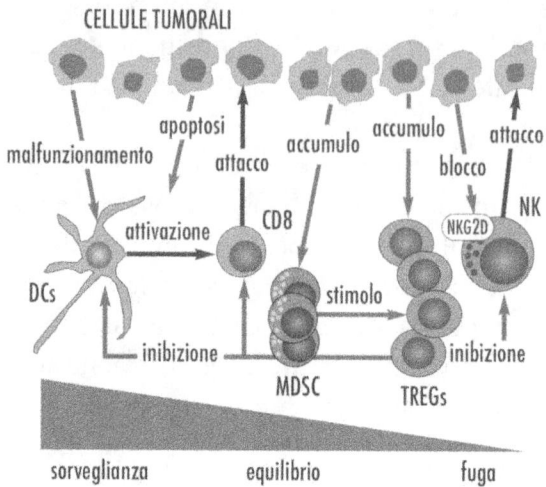

Come il tumore riconfigura l'immunità nel suo ambiente

Le cellule del sistema immunitario all'inizio sono in grado di attaccare le cellule tumorali. Le cellule dendritiche (DCs) presentano antigeni e attivano i CD8, linfociti in grado di sferrare colpi letali alle cellule neoplastiche. Ci sono poi gli NK, in grado di distruggere le cellule del cancro, anche senza essere avvisate dalle dendritiche. Il tumore però richiama i T-regolatori (Tregs), che si accumulano sul posto e inibiscono il funzionamento delle difese immunitarie. Assieme ai T-regolatori si accumulano le cellule soppressorie di derivazione midollare (MDSC), che pure bloccano le difese immunitarie. Queste cellule si accumulano perché il tumore impedisce la loro normale trasformazione in cellule addette alle difese. Mentre fa aumentare i T-regolatori e le cellule soppressorie di derivazione midollare, il tumore fa diminuire le cellule dendritiche, provocandone l'apoptosi, la loro morte naturale. La sola riduzione di cellule dendritiche fa diminuire le segnalazioni e abbassa le capacità di difesa del sistema immunitario. Quando avanzano in modo aggressivo, le cellule tumorali arrivano a rendere inefficienti le cellule dendritiche rimaste o addirittura a farle diventare alleati, che sopprimono le difese immunitarie anziché stimolarle. Anche i *Natural Killer* (NK) possono essere bloccati dalle cellule tumorali, attraverso molecole che si legano ai recettori NKG2D, che solitamente stimolano l'azione aggressiva di queste cellule e le rendono pronte a reagire in presenza di entità estranee. Le molecole rilasciate dalle cellule tumorali possono far diminuire i recettori sulla superficie degli NK e a quanto pare a volte fanno da esca avvelenata. Si legano al recettore, non hanno effetti di stimolo, ma impediscono che altre molecole in grado di stimolare ci si leghino. Così finiscono per bloccare i recettori NKG2D, rendendo i *Natural Killer* insensibili.

Come la metronomica interviene nel gioco di immunità e cancro

Cancro e sistema immunitario interagiscono, in un gioco che col passare del tempo fa pendere sempre più la bilancia a favore della malattia. La chemioterapia metronomica s'inserisce in questo gioco spostando la bilancia a favore delle difese dell'organismo. Nell'ambiente del tumore, dove ormai c'è equilibrio o fuga dalle difese immunitarie, questa terapia tende a ripristinare l'immunosorveglianza. Come lo fa?

I meccanismi sono assai complessi e per giunta possono variare da caso a caso. L'azione della metronomica nel gioco di immunità e cancro è ancora in buona parte da decifrare, come del resto è in buona parte da decifrare il funzionamento dell'immunità nel cancro, nonostante le molte cose che oggi sappiamo. La ricerca è agli inizi e ha anche dei limiti.

La maggior parte degli studi sui meccanismi immunitari della metronomica sono preclinici, cioè fatti in vitro o negli animali, non in persone sotto trattamento. Capiamo facilmente perché, se riflettiamo a quanto è difficile documentare che cosa accade nell'ambiente di un tumore presente nel corpo di una persona che sta facendo una terapia metronomica. Dovremmo prelevare spesso frammenti di tumore da esaminare, cosa che non sempre si può fare e comunque arreca disturbo al paziente. Oltre tutto gli strumenti d'indagine di cui disponiamo non sono all'altezza di uno studio così complesso e non sono facili da usare nella pratica clinica.

Le ricerche indicano cinque azioni che la metronomica può fare e che possono spostare la bilancia verso le difese dell'organismo.

1) *Contrasta l'azione immunosoppressiva dei T-regolatori.* Il tumore fa accumulare nel suo ambiente T-regolatori, che sopprimono le difese immunitarie. La metronomica può contrastare questa azione di *immunoediting* del tumore. Fin dagli anni Ottanta studi negli animali e in pazienti malati di cancro suggerivano che chemioterapici a basso dosaggio, la ciclofosfamide in particolare,

aumentano le difese immunitarie facendo diminuire i linfociti T che le sopprimono [37, 38, 39].

Oggi, alla luce delle ricerche successive, possiamo dire che gli studi preclinici hanno ben documentato che la metronomica riduce il numero dei T-regolatori e li rende anche meno capaci di sopprimere le difese immunitarie [40, 41]. Le ricerche cliniche, in persone malate di cancro, hanno dato invece risultati non chiari. Ghiringhelli e collaboratori in uno studio ormai classico hanno visto che in pazienti malati di cancro metastatico in fase avanzata il trattamento metronomico con ciclofosfamide provocava un drastico calo dei T-regolatori nel sangue [42]. Contemporaneamente le cellule impegnate nelle difese immunitarie diventavano più efficienti. Altri studi clinici non hanno dato gli stessi risultati: anche quando la terapia metronomica funzionava, i T-regolatori nel sangue non scendevano o scendevano inizialmente e poi risalivano [43, 44, 45, 46].

Questi risultati contraddittori sono difficili da interpretare. È importante comunque tener presente che il livello dei T-regolatori nel sangue non ci dice ciò che accade nell'ambiente del tumore. Paradossalmente nel sangue i T-regolatori potrebbero mantenersi a un certo livello proprio perché tendono a concentrarsi meno nel tumore o per effetto di altri fattori (ad esempio, una carenza di linfociti effetto collaterale delle terapie) che stimolano il midollo a produrli e a metterli in circolazione.

2) Fa diminuire le cellule soppressorie di derivazione midollare. Il tumore impedisce alle cellule midollari destinate a divenire cellule immunitarie di maturare, così le fa accumulare ancora immature e sfrutta il fatto che finché non maturano queste cellule tendono a sopprimere l'immunità. La metronomica può stimolare le cellule soppressorie provenienti dal midollo a trasformarsi in cellule dendritiche, cioè in cellule impegnate nell'azione di difesa [47]. Così ripristina la loro normale funzione di precursori e ne impedisce l'accumulo. Con più cellule dendritiche e meno cellule di derivazione midollare capaci di sopprimere l'immunità, l'ambiente del tumore diventa più aggressivo nei confronti delle cellule tumorali e la bilancia si sposta a favore dell'organismo.

3) *Fa funzionare bene le cellule dendritiche.* Sotto l'azione del tumore le cellule dendritiche funzionano in modo inefficiente o addirittura finiscono per contrastare l'immunità. La metronomica può renderle ben funzionanti. Studi *in vitro* dimostrano che sotto l'effetto di vari chemioterapici, a basse concentrazioni che non sono tossiche, le cellule dendritiche diventano più capaci di attivare le cellule che sferrano l'attacco immunitario, presentando loro gli antigeni e stimolandole [48, 49].

4) *Fa funzionare bene anche altre cellule impegnate nella difesa.* Sembra che il trattamento metronomico possa potenziare l'azione antitumorale di CD8 e *Natural Killer* [50, 51, 52, 53]. Entrambe queste cellule hanno un ruolo fondamentale nella lotta dell'organismo contro il tumore. In particolare i *Natural Killer*, prima linea di difesa della cosiddetta immunità innata, hanno buona probabilità di distruggere le cellule tumorali in cui s'imbattono, perché attaccano qualsiasi cellula che a loro appare estranea, senza bisogno della segnalazione da parte delle cellule dendritiche.

5) *Rende le cellule del cancro più vulnerabili agli attacchi delle difese immunitarie.* Ci sono prove che le cellule tumorali, se vengono esposte a basse concentrazioni di chemioterapici, come accade con la metronomica, diventano più facilmente riconoscibili come estranee e perciò vengono più facilmente attaccate dalle cellule immunitarie [54, 55]. Sembra che le basse concentrazioni di chemioterapici producano nelle cellule tumorali cambiamenti genetici, per cui queste finiscono per esporre antigeni che le smascherano.

Le cellule staminali tumorali

Le cellule staminali sono cellule multipotenti, cioè capaci di trasformarsi in cellule di tipo diverso. Sono cellule indifferenziate, cioè che non hanno specifiche caratteristiche, ma che riescono a differenziarsi diventando all'occorrenza cellule di un tipo o dell'altro (ad esempio, cellule del sangue o dei muscoli o della cartilagine). Alla capacità di assumere le caratteristiche di cellule diverse uniscono quella di riprodursi. È un'abilità speciale, perché di regola le cellule quando si differenziano, quando assumono specifiche caratteristiche, tendono a perdere la capacità di moltiplicarsi e proliferare. Le cellule normali più sono specializzate, meno si moltiplicano.

Durante lo sviluppo embrionale dalle cellule staminali si formano tutti i vari tipi di cellule dell'organismo. Successivamente è grazie alle cellule staminali che i tessuti riescono a ripararsi quando vengono danneggiati o a rinnovarsi. Ci sono tessuti che si rinnovano continuamente, come quello del midollo che produce le cellule del sangue, del fegato, del sistema nervoso, delle pareti del tubo digerente o della pelle. Lo fanno grazie a una quota di cellule staminali presenti al loro interno.

Anche nei tumori c'è una quota di cellule staminali o, meglio, di cellule che somigliano alle normali staminali: si parla di cellule staminali tumorali (CSCs, *Cancer Stem Cells*). Sono in genere una piccola minoranza delle cellule di un tumore, ma una minoranza probabilmente molto importante per l'insorgenza, lo sviluppo e la progressione della malattia [56, 57, 58].

Che le cellule staminali siano importanti si intuisce riflettendo a com'è fatto e come si comporta il cancro. Una massa tumorale di regola è eterogenea, composta da popolazioni di cellule diverse, ora più ora meno. In parte le differenze sono dovute al fatto che le cellule del cancro nel tempo si trasformano e che gruppi di cellule diverse possono trasformarsi lungo linee diverse. Se immaginiamo però che tutte le cellule presenti in una massa tumorale derivino da un drappello di cellule staminali tumorali multipotenti, ecco che la composizione variegata si spiega assai più facilmente.

Quando a partire da un tumore in una sede si formano metastasi in altre sedi, sorprendentemente le metastasi hanno una popolazione cellulare e una struttura che ricorda il tumore di partenza. Eppure poche cellule sono arrivate in quella sede attraverso la via del sangue o dei vasi linfatici. Evidentemente tra queste cellule ce n'erano alcune multipotenti, capaci di ricostruire quella popolazione.

I primi a dimostrare che nel cancro ci sono cellule staminali e che hanno un ruolo decisivo sono stati due ricercatori canadesi, Bonnet e Dick, nel 1997 [59]. Hanno trapiantato cellule della leucemia in topi e hanno visto che solo pochissime cellule erano in grado di proliferare. Queste avevano particolari caratteristiche molecolari e possedevano i caratteri distintivi delle cellule staminali. Le ricerche successive hanno dimostrato la presenza di cellule staminali in vari tumori solidi, della mammella, del cervello, del polmone, della prostata, delle ossa, dell'apparato gastrointestinale. Hanno dimostrato così che era infondata la prima obiezione mossa a Bonnet e Dick, cioè che le cellule staminali fossero importanti solo nel caso delle leucemie.

La scoperta che ci sono cellule staminali tumorali è imbarazzante per l'oncologia attuale e lancia una sfida per quella futura. Mette in discussione il modo in cui siamo abituati a impostare la diagnosi e la terapia. Come giustamente avevano osservato Bonnet e Dick, i tumori hanno una struttura gerarchica, piramidale. La base è formata da tante cellule di popolazioni diverse. Al vertice troviamo le cellule staminali tumorali, che sono quelle decisive per lo sviluppo della malattia. Queste cellule, anche se in piccolo numero, sono in grado di far partire la malattia in qualsiasi posto. Sono anche particolarmente resistenti all'azione di agenti chimici e fisici, tendono a essere immortali.

Abitualmente, quando facciamo la diagnosi di un tumore, ci basiamo sulle caratteristiche diffuse nelle cellule che lo formano. Queste però non sono le cellule più importanti. Dovremmo rivedere la nostra classificazione dei tumori basandoci sulle cellule staminali tumorali. Tumori che ci sembrano molto simili, potrebbero risultare assai diversi.

La terapia, come tradizionalmente intesa, mira a distruggere le cellule che fanno massa. In realtà però poche cellule sono quelle decisive. Su queste i mezzi tradizionali di terapia risultano poco efficaci. La chemioterapia di solito non le uccide o ne lascia vive una buona

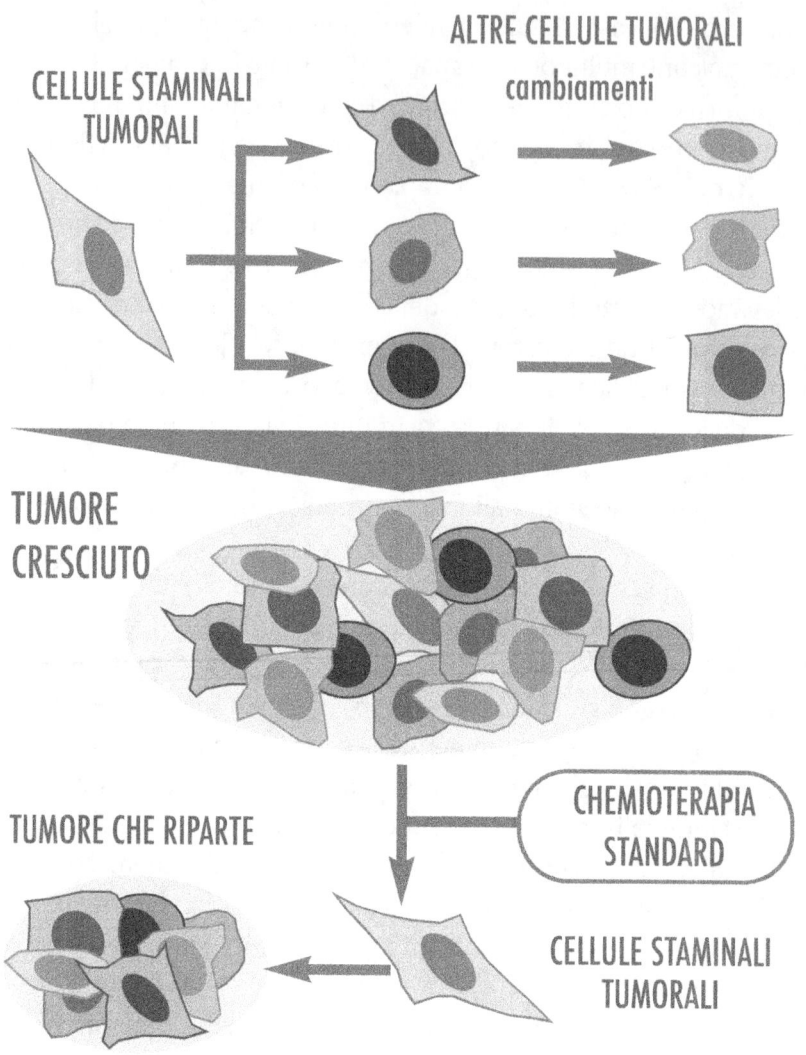

Le cellule staminali nella formazione del tumore e nella ripresa dopo la chemioterapia

Una cellula staminale tumorale è in grado di produrre cellule del tumore con caratteristiche diverse. Queste a loro volta si trasformano adattandosi agli stimoli ambientali. Il risultato è che nel tumore c'è una popolazione variegata di cellule, in cui le cellule staminali tumorali sono una piccola quota. Sono però molto resistenti ai trattamenti, per cui facilmente sopravvivono alla chemioterapia standard. Dalle cellule staminali tumorali sopravvissute la malattia può ripartire.

parte. Infatti le cellule staminali sono per lo più in fase di riposo e la chemioterapia colpisce cellule che si stanno dividendo. Come risultato, anche dopo una chemioterapia che apparentemente ha fatto sparire il tumore, restano cellule staminali, che prima o poi, anche a distanza di anni, possono far ripartire la malattia e oltretutto sono quelle più capaci di andare a sviluppare il cancro in altre sedi.

Come la metronomica può tenere sotto controllo le cellule staminali tumorali

Abbiamo buone ragioni per pensare che la chemioterapia metronomica colpisca le cellule staminali tumorali, che la chemioterapia tradizionale lascia praticamente intatte. Anche la metronomica non sembra in grado di eliminarle del tutto. Ne lascia alcune addormentate. Tuttavia diversamente dalla chemioterapia tradizionale la metronomica può essere portata avanti continuativamente, senza bisogno di interromperla. Così le cellule staminali tumorali residue sotto l'effetto della metronomica continuano a dormire. Se l'otteniamo, questo è un risultato importante: è esattamente avere un "cancro senza malattia", come pensava Judah Folkman, o il "vivi e lascia vivere" di André e Pasquier (capitolo *Una nuova filosofia della cura*).

Ricerche sperimentali su modelli animali, con vari tipi di tumori (cerebrali, del fegato, del pancreas) e con farmaci diversi (ciclophosphamide, gemcitabina) hanno messo in evidenza che il trattamento metronomico fa diminuire, anche drasticamente, la componente di cellule staminali del tumore [60, 61, 62]. Una quota di cellule staminali dormienti comunque residua, ma può essere tenuta in sonno continuando con la metronomica. Nello studio di Martin-Padura e collaboratori, se il trattamento metronomico veniva interrotto, dopo un mese la malattia ripartiva. Tuttavia ricominciando il trattamento tornava sotto controllo.

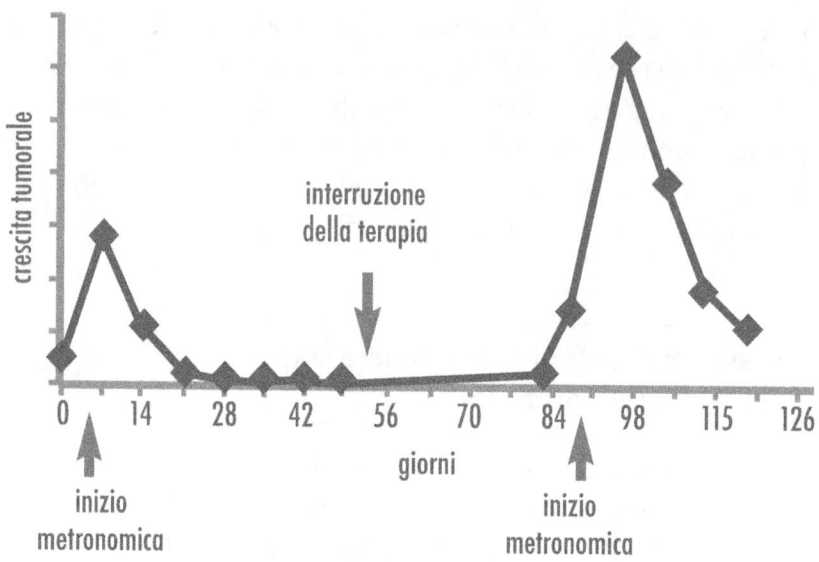

Anche con la metronomica cellule tumorali staminali rimangono

Col trattamento metronomico il tumore regredisce. Quando il trattamento viene sospeso però, dopo circa un mese, il tumore riparte. Evidentemente cellule staminali, verosimilmente dormienti, sono rimaste. In ogni caso, se si ricomincia il trattamento, il tumore torna di nuovo indietro. Questo fa pensare che la terapia metronomica continuativa possa aiutare a tenere dormienti le cellule staminali che non riesce a eliminare.

La dormienza tumorale

Le cellule del cancro possono essere dormienti, in sonno, ferme in attesa di risvegliarsi, come attrezzi in stand-by [63, 64, 65, 66]. Di solito in una massa tumorale ci sono cellule dormienti assieme ad altre attive. Nel corpo di una persona però cellule tumorali dormienti, isolate o in piccoli aggregati, possono occupare sedi dove il tumore non si vede, almeno con i comuni mezzi che abbiamo per scovarlo.

Da tempo varie osservazioni cliniche, documentate nella letteratura scientifica, suggeriscono che il fenomeno della dormienza tumorale esiste ed è abituale. Sappiamo bene che esistono cancri latenti. Alle autopsie di persone morte per altre cause, ad esempio per incidenti stradali, si scoprono tumori che non davano segni e che le persone non sapevano di avere. La frequenza di questi reperti autoptici è impressionante nel caso di tumori noti per avere forme poco aggressive, come quello della prostata o della tiroide.

Nel caso del tumore della prostata Bell e collaboratori hanno fatto una revisione sistematica di dati pubblicati dal 1948 al 2013 [67]. Hanno scoperto che alle autopsie un cancro della prostata inaspettato si trova davvero spesso. La frequenza con cui questo accade varia a seconda dell'età. Sotto i 30 anni è intorno al 5% dei casi, per arrivare al 59% sopra i 79 anni. Sono davvero molte le persone che hanno un cancro della prostata senza avere la malattia. Nei decenni, dalla seconda metà del Novecento a oggi, grazie al progresso delle tecniche di screening, il numero di tumori della prostata scoperti all'autopsia è diminuito [68]. Resta comunque il fatto che spesso questi tumori dormono.

In un famoso studio finlandese del 1985 cancri latenti della tiroide sono stati trovati in più del 35% delle autopsie [68]. Da altre ricerche sono emersi dati più bassi. Ad esempio, in uno studio austriaco carcinomi della tiroide erano presenti in circa il 7% dei casi nelle donne e in più del 10% nei maschi [70].

Alle autopsie si scoprono anche con significativa frequenza tumori abitualmente più aggressivi (della mammella, del cervello, del pancreas, del polmone, del rene), che non erano mai stati diagnosticati. Ad esempio, un noto studio danese del 1987 riportava che circa il 39% delle donne tra 40 e 50 anni aveva un cancro mammario occulto, documentabile all'autopsia, ma che non aveva dato segni clinici [71]. Anche qui il miglioramento dello screening, nella misura in cui si fa, cambia i dati, ma resta il fatto fondamentale che anche un tumore tendenzialmente aggressivo può starsene in sonno.

Del resto sappiamo bene che capita che un cancro si presenti fin dall'inizio come metastatico, magari già diffuso in più parti del corpo. Eppure il tumore primitivo non aveva dato segni di sé e a volte continua a essere occulto, non visibile, anche quando in giro ci sono le metastasi. Evidentemente nella sede di partenza ci sono cellule tumorali che dormono.

Il cancro non progredisce in modo costante. L'esperienza clinica insegna che in certi periodi la malattia è stazionaria o procede lentamente, mentre in altri sembra assai rapida. Questo a prescindere dai trattamenti. Così accade di trovarsi improvvisamente di fronte a una massa grande, dopo controlli di mesi prima che non facevano vedere nulla. Evidentemente nel tumore ci sono periodi in cui la maggior parte delle cellule dormono e periodi in cui si risvegliano in massa.

La ricerca sulle donne operate di cancro al seno ha prodotto dati impressionanti. In più del 30% delle donne operate è possibile ritrovare nel sangue cellule tumorali, fino a più di vent'anni dopo l'intervento [72]. Eppure queste donne stanno bene e quasi sicuramente non avranno recidive o metastasi. Evidentemente quelle sono cellule che dormono e, se non si risvegliano, non provocano malattia.

Ci sono altri studi che ci spingono a pensare che in una persona malata di cancro da qualche parte con buona probabilità ci sono cellule tumorali che dormono. In uno di questi i ricercatori, andando a prelevare midollo osseo da 532 pazienti malati di cancro mammario o di cancri gastrointestinali, hanno visto che in più del 30% dei casi c'erano piccole metastasi. Queste però non erano visibili e quei pazienti erano considerati senza metastasi [73].

Come fanno le cellule del cancro a cadere in sonno? Probabilmente possono farlo in due modi. Uno è l'arresto del ciclo cellulare in fase G_0. Quando si moltiplicano, le cellule attraversano in successione diverse fasi, per poi ricominciare da capo. In fase G_1 e G_2 subiscono modifiche e producono apposite molecole, in fase S sintetizzano il DNA in modo da assicurare materiale genetico per le cellule figlie e in fase M si dividono. La fase G_0 è uno stato di riposo, in cui la cellula è fuori dal ciclo riproduttivo, anche se può entrarci passando in fase G_1.

Si può stabilire se le cellule del cancro dormienti sono in fase G_0 determinando Ki67. Questa è una molecola che c'è in tutte le fasi eccetto G_0 e la cui presenza si dimostra con semplici colorazioni delle cellule. In effetti nello studio sui prelievi midollari di pazienti malati di cancro mammario o gastrointestinale, le cellule tumorali trovate erano per lo più negative per Ki67, segno che erano in G_0 [73].

C'è un altro modo in cui si può arrivare alla dormienza tumorale. Una quota di cellule del tumore rallenta significativamente la propria crescita. Intanto un'altra quota va incontro all'apoptosi, cioè alla morte programmata. La perdita delle cellule che muoiono compensa l'arricchimento dovuto alle nuove prodotte. Il bilancio è in pareggio, per cui il tumore è in stand-by.

Come la metronomica può indurre la dormienza tumorale

Fin dai primi studi di Folkman e degli altri ricercatori del suo team sappiamo che un tumore non riesce a crescere più di uno o due millimetri se non produce nuovi vasi (capitolo *Dalle scoperte di Folkman all'idea della metronomica*). Le ricerche successive hanno confermato l'importanza dell'angiogenesi. Si è capito anche che in assenza di angiogenesi il tumore può diventare dormiente [74, 75].

Sembra che senza la produzione di nuovi vasi si crei un equilibrio tra cellule del cancro che muoiono e cellule nuove che si formano. Ci sono cellule che muoiono per la mancanza di ossigeno e di rifornimenti. Altre cellule sopravvivono, ma si riproducono più lentamente sempre per la condizione di indigenza in cui vengono a trovarsi. Ecco che il tumore cade in stallo e ci resta fino a che non riesce, se ci riesce, a far ripartire l'angiogenesi. Dal momento che blocca l'angiogenesi, la metronomica può indurre la dormienza tumorale (capitolo *Come la metronomica blocca l'angiogenesi*).

La chemioterapia metronomica interviene anche nel gioco di immunità e cancro e tende a spostare la bilancia verso le difese dell'organismo (capitolo *Come la metronomica interviene nel gioco di immunità e cancro*). Questa è un'altra via attraverso la quale la metronomica può spingere le cellule tumorali a dormire.

Gli attacchi del sistema immunitario non sempre eliminano le cellule tumorali. Possono anche semplicemente addormentarle. Le prime ricerche che hanno fatto sospettare l'addormentamento immunitario sono di parecchi anni fa [76, 77]. Se cellule tumorali venivano trapiantate in animali che precedentemente erano stati immunizzati e avevano sviluppato particolari difese immunitarie, non si sviluppava un cancro aggressivo, ma quelle cellule restavano dormienti.

Studi successivi hanno fornito ulteriori prove a favore del fatto che le difese immunitarie possono provocare la dormienza tumorale. Tumori in stato di sonno si risvegliavano, se gli animali che ne erano portatori venivano trattati con anticorpi che bloccavano le difese immunitarie [78]. In particolare questi anticorpi bloccavano i CD8, cellule dell'immunità acquisita che la metronomica rende più agguerrite attraverso diversi meccanismi, potenziandole direttamente, contrastando l'azione soppressiva di T-regolatori e cellule di derivazione midollare e rendendo più efficienti le cellule dendritiche.

La metronomica può far tornare normali i vasi del tumore

La metronomica blocca l'angiogenesi: per diverse vie impedisce al tumore di produrre nuovi vasi (capitolo *Come la metronomica blocca l'angiogenesi*). Per crescere il tumore ha bisogno di produrre nuovi vasi, attraverso i quali approvvigionarsi di ossigeno e nutrimento e scaricare rifiuti (capitolo *L'angiogenesi tumorale*). È intuitivo pensare che la metronomica, dato che blocca l'angiogenesi, finisca per privare il tumore di vasi e per danneggiarlo proprio perché gli toglie rifornimenti e gli lascia le scorie. Le cose però non sono così semplici.

Ci sono prove che la metronomica può far tornare normali i vasi del tumore [79, 80, 81, 82]. Quando crescono e producono nuovi vasi, i tumori finiscono per avere una rete vasale caotica e malfunzionante. Sotto l'effetto della metronomica la produzione di nuovi vasi si blocca e gradatamente la rete vascolare del tumore torna a essere regolare e ben funzionante. Come conseguenza arrivano ossigeno e sostanze nutritizie, oltre a esserci la possibilità di scaricare rifiuti.

Il fatto che i vasi tornino a essere normali non è un vantaggio per il tumore. Se i vasi sono ben funzionanti, i chemioterapici adoperati nel trattamento metronomico possono arrivare facilmente dentro il tumore ed esercitare le loro azioni sull'angiogenesi, sul sistema immunitario e su tutto il resto. I vasi disordinati e malfunzionanti di un tumore che sta crescendo rendono difficile ai farmaci uscire dai vasi e diffondersi sul posto. Il ritorno alla norma apre una porta d'ingresso, una finestra terapeutica. Così cellule del cancro e altre cellule (endoteliali, immunitarie) sono maggiormente esposte ai chemioterapici della metronomica e ad altri farmaci o integratori adoperati a supporto.

D'altra parte la mancanza di ossigeno stimola l'angiogenesi e altri fenomeni che favoriscono lo sviluppo e la progressione del tumore. Ad esempio, quando manca l'ossigeno, viene stimolata la produzione di HIF-1 (*Hypoxia-Inducible Factor 1*), una molecola che ha un ruolo fondamentale nel far partire l'angiogenesi e che favorisce anche la tendenza delle cellule del cancro a invadere, migrare, aderire ad altre cellule e ai tessuti, tutti comportamenti che portano alla progressione e alle metastasi a distanza [83, 84, 85]. Così il ritorno dei vasi alla normalità, riportando l'ossigeno, mette fine a una condizione che favorisce la progressione del cancro.

Nei modelli sperimentali il ritorno dell'ossigeno nel tumore si può vedere con la risonanza paramagnetica elettronica o EPR (*Electron Paramagnetic Resonance*), tecnica che consente di misurare determinate sostanze chimiche e che somiglia alla risonanza magnetica nucleare usata in radiologia, con la differenza che si basa sullo spin degli elettroni, anziché dei nuclei. La tecnica può essere applicata nella pratica clinica nelle malattie delle arterie, nella guarigione delle ferite e nei tumori, purché si tratti di aree del corpo superficiali e facilmente raggiungibili. Doloff e collaboratori hanno lanciato l'idea che ce ne potremmo servire durante il trattamento metronomico per ottimizzare dose e ritmo di somministrazione dei farmaci [79].

L'idea che la metronomica possa riportare alla norma i vasi del tumore sulle prime appare strana. Questo fatto ci deve far riflettere. Forse è perché continuiamo a considerare la metronomica alla stregua di una chemioterapia tradizionale. Così pensiamo che agisca distruggendo, creando condizioni anormali. Invece normalizza e tiene il tumore in equilibrio. Agisce nella logica del "vivi e lascia vivere". In condizioni di normalità il tumore stenta a crescere e a diffondersi e questo è ciò che la metronomica punta a ottenere.

L'effetto 4D

Nel 2009 André e Pasquier, i due oncologi del "vivi e lascia vivere" (capitolo *Una nuova filosofia della cura*), hanno proposto che durante prolungati periodi di trattamento metronomico con un farmaco le cellule del cancro diventano dipendenti dalle condizioni create da quel trattamento. Perciò le interruzioni della terapia possono metterle in crisi [86]. Lo hanno chiamato effetto 4D, *Drug-Driven Dependency Deprivation* (deprivazione da dipendenza farmaco-guidata).

André e Pasquier prendono spunto da un articolo sulla terapia ormonale nel cancro della prostata. Gli autori di questo articolo avanzano l'ipotesi che possano essere convenienti trattamenti intermittenti, anziché continuativi, come abitualmente si fa. Partono dalla considerazione che studi clinici hanno dimostrato che, facendo opportune interruzioni, i trattamenti ormonali nel cancro della prostata sono, se non superiori, almeno di pari efficacia e che sicuramente risultano meno tossici. André e Pasquier osservano che qualcosa di simile è documentato per la terapia ormonale del cancro mammario e, per analogia, trasferiscono il ragionamento ai trattamenti prolungati con chemioterapici.

Che le interruzioni possano mettere in crisi le cellule tumorali ha un fondamento logico, sia nel caso della terapia ormonale, che in quello della chemioterapia metronomica. Le cellule del cancro della prostata possono essere stimolate a crescere dagli ormoni maschili. Tuttavia, dopo un lungo periodo di trattamento ormonale che le priva dello stimolo degli ormoni maschili, possono adattarsi al nuovo ambiente e addirittura diventare cellule che crescono bene senza ormoni maschili, mentre fanno fatica a crescere se questi ormoni ricompaiono nell'ambiente.

Le cellule del cancro mammario possono andare incontro a cambiamenti simili in rapporto agli ormoni femminili, trasformarsi da cellule stimolate da questi ormoni in cellule che ne risentono negativamente. Può cambiare anche il modo in cui rispondono agli ormoni maschili, anch'essi presenti nella donna. Normalmente gli ormoni maschili inibiscono la crescita delle cellule del cancro mammario. Tuttavia dopo un lungo periodo di terapia ormonale tesa a contrastare l'azione degli ormoni femminili, gli ormoni maschili possono prendere il posto dei femminili e stimolare la crescita del cancro come prima facevano i femminili.

Le cellule del cancro col tempo possono diventare dipendenti da chemioterapici ai quali sono resistenti e soffrire se questi non sono più presenti nel loro ambiente. Almeno questo accade in cellule coltivate *in vitro* e esposte per lungo periodo a certi farmaci chemioterapici [87, 88, 89]. La metronomica può creare però dipendenza anche in modo più semplice. Dopo un lungo periodo di terapia metronomica un tumore può risentire negativamente della sospensione per il semplice fatto che l'ambiente cui si è abituato si modifica. La metronomica introduce una serie di cambiamenti nell'ambiente del tumore, agendo sull'equilibrio tra attivatori e inibitori dell'angiogenesi, sulle cellule endoteliali, sui progenitori delle cellule endoteliali, sui T-regolatori e via dicendo. Con la sospensione della terapia si crea un improvviso cambiamento di tutto questo, che può spiazzare il tumore.

L'effetto 4D, anche se è ancora a livello di ipotesi che la ricerca scientifica deve approfondire, è molto interessante nella pratica clinica. Se durante una terapia metronomica facciamo interruzioni brevi, non corriamo il rischio di perdere il controllo sul tumore. Non diamo il tempo all'angiogenesi di ripartire, né alla bilancia immunitaria di spostarsi nuovamente a favore della malattia o alle cellule dormienti di risvegliarsi. D'altra parte riduciamo la tossicità e forse ci avvantaggiamo nei confronti del cancro, mettendolo a disagio o comunque dandogli meno possibilità di abituarsi e imparare a resistere.

Ancora più attraenti sono le sospensioni fatte nel caso in cui si usano più farmaci, cosa che spesso si fa con la metronomica [90]. Adoperando più farmaci, possiamo sospenderne per un periodo uno o due andando avanti con gli altri o alternare sospensioni di certi farmaci a sospensioni di altri. In questo modo il tumore non è mai nello stesso identico ambiente e al tempo stesso noi continuiamo a tenerlo sotto trattamento.

Il tumore: un organo dannoso dentro il nostro organismo

Comunemente si pensa che un tumore sia un insieme di cellule impazzite, cellule normali che si sono trasformate in maligne e sono sfuggite ai controlli. In realtà non è così. È vero che all'origine c'è la trasformazione maligna di alcune cellule, ma un tumore è ben altro.

Una massa tumorale in effetti è come un organo che sta dentro il nostro organismo, seppure un organo anormale e squilibrato [91]. Se adottiamo uno sguardo interdisciplinare, che mette insieme medicina e biologia, emerge chiaramente che le cose stanno così.

Un organo è un insieme di cellule e tessuti, tra loro collegati e in comunicazione, così da coordinarsi e svolgere certe funzioni. Ad esempio, il fegato è formato da epatociti (le cellule più numerose), cellule stellate, cellule endoteliali sinusoidali e cellule del Kupfer, macrofagi che fanno parte del sistema immunitario. Ci sono poi una rete di vasi organizzata secondo certi criteri, nervi e varie strutture formate da cellule e matrice. Un organo si mantiene in contatto con il resto dell'organismo e interagisce con altre componenti di questo. Ad esempio, nel fegato le cellule del Kupfer di regola rimuovono detriti presenti nel sangue, ma all'occorrenza possono attivare il sistema immunitario per rispondere a minacce esterne.

Se ci riflettiamo, un tumore somiglia molto a un organo. Al suo interno non troviamo solo cellule del cancro, ma anche cellule endoteliali, cellule immunitarie, fibroblasti, altri tipi di cellule, matrice extracellulare e c'è una rete di vasi. Le varie componenti del tumore sono tra loro in comunicazione, specie attraverso molecole che fanno da trasportatori dell'informazione. L'insieme è assai complesso e coordinato sotto il comando delle cellule tumorali. Come altri organi, il tumore intrattiene rapporti con l'organismo. Ad esempio, all'occorrenza un tumore può stimolare il midollo a produrre progenitori delle cellule endoteliali e attrarre queste sul posto per sfruttarle nell'angiogenesi (capitolo *L'angiogenesi tumorale*). Un tumore può anche interagire col midollo per approvvigionarsi di T-regolatori e di cellule soppressorie di derivazione midollare (capitolo *Immunità e cancro*).

Facciamo fatica a concepire il tumore come un organo, perché non ne vediamo le funzioni. I normali organi collaborano a far funzionare l'organismo nel suo complesso e sono ben strutturati in vista di questa finalità. Un tumore si direbbe un organo caotico che non collabora per far funzionare bene l'organismo, ma al contrario segue finalità proprie e danneggia l'organismo. Sembra un organo anarchico e sovversivo. A ben guardare però le caratteristiche tipiche di un organo ci sono.

Come giustamente osservano gli studiosi che hanno approfondito il concetto di tumore come organo, questo ricorda gli organi in fase di costruzione durante lo sviluppo dell'embrione, oppure organi che si rinnovano o costantemente impegnati a riparare un danno subito. Già negli anni Ottanta Dvorak aveva paragonato i tumori a "ferite che non guariscono mai" [92].

Le terapie che puntano a uccidere le cellule neoplastiche, come la chemioterapia tradizionale, non tengono conto del fatto che il tumore è un organo. Lo considerano una massa di cellule neoplastiche da eliminare. La metronomica invece tratta il tumore come un organo. Le azioni della metronomica infatti modificano il funzionamento dell'organo tumore al fine di impedire che risulti dannoso per l'organismo. Il blocco dell'angiogenesi tumorale, lo spostamento dell'equilibrio immunità-cancro, la riduzione delle cellule staminali tumorali, l'induzione della dormienza, il ripristino di una normale vascolarizzazione sono tutte azioni tese a trasformare il tumore in un organo gestibile per l'organismo.

Le terapie che mirano a uccidere le cellule del cancro sparando un proiettile magico o quasi-magico hanno un difetto. Lo ha chiarito molto bene Gatenby nell'articolo in cui mette in discussione l'idea del proiettile magico (capitolo *Una nuova filosofia della cura*). I tumori sono organi dinamici, che si adattano alle condizioni avverse. Lo fanno modificando opportunamente il complesso sistema di cellule, strutture e mediatori chimici di cui sono formati. Lo fanno anche modificando la popolazione di cellule tumorali.

Sotto la pressione di agenti esterni che tentano di distruggere il tumore emergono cellule resistenti. Se non c'è una pressione distruttiva esterna, queste cellule sono una piccola minoranza. Diventano invece sempre più numerose quanto più il tumore è sotto minaccia. La ragione è semplice: per diventare resistente il tumore ha un prezzo da pagare, che consiste nel lasciar morire le sue cellule più sane e lasciar spazio alle più malate. È per questo che alla lunga un tumore sotto presunti proiettili magici diviene incontrollabile.

Sulla base di queste considerazioni Gatenby propone di cambiare strategia. Conviene cercare di mantenere il tumore stabile, anziché darsi da fare per distruggerlo. L'ideale è tenerlo sotto controllo in un'area ristretta. Così si evita che l'organo tumore diventi eccessivamente pericoloso per l'organismo e carico delle cellule più malsane. La metronomica tende a fare questo.

Gatenby ed altri ricercatori propongono terapie flessibili, adattabili all'evoluzione dei tumori [93]. Con studi sperimentali in modelli animali hanno visto che aggiustando dosi e ritmi di somministrazione dei chemioterapici in modo da mantenere stabile una massa tumorale i risultati sono decisamente migliori. La metronomica si presta a una gestione flessibile, tesa a tenere sotto controllo le masse tumorali. Le brevi sospensioni non creano problemi e possono anche migliorare l'efficacia della cura, grazie all'eventuale effetto 4D. Combinazioni di farmaci consentono poi di variare ancora di più il trattamento, magari tenendo conto di cambiamenti tumorali o dell'ambiente tumorale di cui si hanno segni. Certo nella pratica clinica questo non è facile, specie allo stato attuale con le conoscenze e i mezzi di cui disponiamo.

Le resistenze sono abituali anche con la metronomica, ma c'è un vantaggio

Inizialmente la metronomica ha suscitato la speranza che avrebbe aiutato a risolvere il problema delle resistenze, uno dei più seri limiti della chemioterapia tradizionale (capitolo *I limiti della chemioterapia convenzionale*). In uno dei due studi sperimentali che hanno dato inizio alla ricerca sulla metronomica, quello del gruppo statunitense, la metronomica con ciclofosfamide sorprendentemente risultava efficace in tumori resistenti alla ciclofosfamide somministrata in modo convenzionale (capitolo *"Less is more": nasce l'idea della metronomica*). Del resto sembrava ragionevole supporre che difficilmente avrebbe provocato resistenze una terapia che non colpisce direttamente le cellule del cancro.

La ricerca successiva ha deluso le iniziali speranze, mostrando che in realtà le resistenze ci sono anche con la terapia metronomica. Come nella chemioterapia tradizionale, un cancro può resistere fin dall'inizio a un trattamento metronomico, mostrando – come si dice – di avere una resistenza intrinseca. Può esserci d'altra parte resistenza acquisita, se il cancro inizialmente risponde e poi sfugge al controllo della metronomica.

Le sperimentazioni precliniche hanno documentato il fenomeno della resistenza alla metronomica, che peraltro è emerso chiaramente nell'esperienza clinica accumulatasi in questi anni. Come accade nella chemioterapia tradizionale, se trattiamo con una terapia metronomica un certo numero di pazienti affetti da un certo tipo di cancro, alcuni risponderanno ed altri no, segno che hanno tumori intrinsecamente resistenti. I tumori che, grazie alla terapia metronomica, sono rimasti stabili o sono tornati indietro, passato un certo tempo, diventeranno resistenti e progrediranno nonostante la terapia metronomica.

L'iniziale speranza di riuscire a cavarsela col problema delle resistenze non è andata però del tutto delusa o per lo meno non è detta l'ultima parola. Studi preclinici negli animali indicano che le resistenze alla metronomica sono legate al chemioterapico che usiamo [94]. Un tumore che resiste alla metronomica con topotecan può tranquillamente rispondere alla metronomica con ciclofosfamide. Così, se cambiamo farmaco, possiamo andare avanti a trattare quel cancro con la metronomica.

Nel caso della chemioterapia tradizionale che un cancro resistente a un chemioterapico conservi la potenzialità di rispondere a un altro è assodato. Di qui l'uso di linee successive: se è fallita una chemioterapia, si passa a un'altra chemioterapia, che ha una sua probabilità di funzionare, più o meno significativa a seconda dei casi.

Possiamo immaginare di muoverci così anche con la metronomica e cambiare strada facendo i farmaci adoperati. Rispetto alla chemioterapia tradizionale c'è un vantaggio: la metronomica è più maneggevole. Dato che gli effetti collaterali sono scarsi e la terapia, specie se per bocca come di solito si fa, è agevole, i cambi non compromettono il benessere del paziente. Possiamo farli con una certa tranquillità, al limite anche decidendo di muoverci in anticipo o di modificare combinazioni di farmaci chemioterapici e non.

Pur con tutti i limiti che ci sono, diviene fattibile una gestione flessibile, che si adatta all'evoluzione del tumore e punta a stabilizzarlo, come proposto da Gatenby proprio al fine di far fronte al problema delle resistenze (capitolo *Il tumore: un organo dannoso dentro il nostro organismo*). Gestire in questa maniera la metronomica può farci ottenere il risultato di tenere sotto controllo la malattia per periodi lunghi e senza gravare di tossicità e disagi il paziente.

Le resistenze a un tipo di chemioterapia trascinano resistenze all'altro?

Se un cancro è resistente a un farmaco adoperato in modo tradizionale, sarà resistente a una metronomica che usa lo stesso farmaco? E se c'è resistenza a un farmaco in metronomica, avremo resistenza a quel farmaco usato ad alte dosi in modo tradizionale? È il problema della resistenza incrociata (*cross-resistance*) tra chemioterapia convenzionale e metronomica.

Teoricamente non dovremmo avere resistenze incrociate. I due tipi di chemioterapia agiscono infatti in modi completamente diversi, uno attacca direttamente le cellule neoplastiche e le uccide, l'altra interviene nel funzionamento dell'organo tumore, agendo sull'angiogenesi, sull'immunità e in altri modi. La biologia però, specie quando c'è in gioco il cancro, è assai complessa e c'è da aspettarsi di tutto.

La sperimentazione preclinica suggerisce che una metronomica può funzionare su un tumore resistente a una chemioterapia tradizionale che usa lo stesso farmaco. Già nel 2000, nel pionieristico lavoro sui topi del team statunitense, era emerso che tumori polmonari o mammari resistenti alla chemioterapia tradizionale con ciclofosfamide rispondevano bene alla ciclofosfamide somministrata in modo metronomico [3]. Anche gli studi clinici danno indicazioni che vanno nella stessa direzione.

Già prima del 2000 erano stati pubblicati due studi clinici in cui l'etoposide somministrato a basse dosi e continuativamente si era rivelato efficace in pazienti affetti da tumori resistenti all'etoposide somministrato in modo tradizionale [95, 10]. Uno riporta pochi casi di un tumore cerebrale, il medulloblastoma, mentre l'altro analizza un numero più consistente di pazienti con tumore polmonare.

Più di recente si sono accumulate prove significative nel caso della temozolomide in tumori cerebrali aggressivi, i glioblastomi [96, 97, 98, 99, 100]. Pazienti già trattati con la temozolomide somministrata in modo convenzionale e che non hanno risposto o hanno avuto una ricaduta possono essere trattati efficacemente con la stessa temozolomide adoperata in maniera metronomica. Perry e collaboratori, che hanno accumulato una significativa esperienza su oltre 100 pazienti, parlano di "rechallenge" della temozolomide, di risomministrazione, di nuovo tentativo con un farmaco già usato. L'immagine è suggestiva, rende bene l'idea di come la metronomica può rilanciare un farmaco che non funzionava più. In realtà però cambiando lo schema siamo in una terapia completamente diversa, nonostante il farmaco sia lo stesso.

Sembra che non ci sia resistenza incrociata quando adoperiamo un farmaco in metronomica dopo aver adoperato lo stesso farmaco in modo convenzionale. Ma che succede quando facciamo il contrario? La metronomica può rendere un tumore resistente alla chemioterapia standard?

L'idea che usare la metronomica può far diventare un cancro resistente alle chemioterapie convenzionali è motivo di preoccupazione. Per il timore che questo accada a volte gli oncologi evitano di fare terapia di mantenimento con la metronomica o di usarla in adiuvante. In un cancro metastatico, se dopo una chemioterapia convenzionale ho avuto una buona risposta, è razionale cercare di tenere a bada il tumore e rimandare più in là possibile la successiva chemioterapia. La metronomica è un ottimo strumento per questo fine. Allo stesso modo può rivelarsi utile per evitare recidive o metastasi dopo che abbiamo asportato un tumore, specie considerando che è molto meglio tollerata di una chemioterapia standard. Tuttavia ci terremo alla larga da questa strategia, se pensiamo che così rischiamo di trovarci poi a combattere con un cancro resistente alle chemioterapie standard.

Ha alimentato la paura uno studio preclinico in cui è emerso che cellule tumorali esposte a basse concentrazioni di doxorubicina fanno aumentare i trasportatori ABCG2, che espellono sostanze dalla cellula, farmaci compresi [101]. Questi trasportatori possono provocare un fenomeno di resistenza a più chemioterapici, MDR (*multidrug resistance*), che ha un ruolo importante nel fallimento delle terapie convenzionali. S'insinua così un'idea inquietante: se adoperiamo la metronomica, facciamo diventare le cellule del cancro resistenti alle chemioterapie disponibili e restiamo disarmati di fronte alla malattia. Questo studio preclinico però è stato male interpretato. Le basse concentrazioni adoperate mimavano quelle della doxorubicina adoperata secondo lo schema convenzionale, seppure in formulazione liposomiale, che ha un più lento rilascio. L'esposizione delle cellule alla metronomica è diversa.

Gli studi preclinici di cui disponiamo, quelli effettivamente tesi a verificare le resistenze incrociate provocate dalla metronomica, indicano che queste non ci sono. Cellule del cancro della prostata e della mammella che sono divenute resistenti alla ciclofosfamide metronomica conservano sensibilità alla ciclofosfamide usata secondo lo schema convenzionale e continuano a rispondere ad altri chemioterapici [102].

Può darsi addirittura che valga il contrario, che la metronomica favorisca eventuali trattamenti successivi con la chemioterapia convenzionale. Nel caso della temozolomide e del glioblastoma abbiamo buone ragioni per pensare che le cose stiano così. Interessanti ricerche di Pan e collaboratori hanno dimostrato che le cellule di glioblastoma che diventano resistenti alla terapia convenzionale con temozolomide per resistere si avvalgono dell'enzima MGMT e che la metronomica con temozolomide può intervenire a questo livello e abolire la resistenza [103].

Lungi dal rendere resistenti le cellule di glioblastoma, la metronomica con temozolomide può rendere queste cellule sensibili alla chemioterapia convenzionale. Sulla base delle loro sperimentazioni precliniche, Pan e collaboratori propongono strategie cliniche in cui la metronomica viene usata per preparare alla chemioterapia standard con temozolomide.

C'è un altro fatto interessante che emerge dagli studi preclinici. Un tumore che è diventato resistente a una metronomica risponde particolarmente bene alla combinazione di quella metronomica con una chemioterapia tradizionale [94]. Il tumore risponde ancora alla chemioterapia convenzionale, ma non risponde più alla metronomica. Eppure, se aggiungiamo la metronomica al trattamento convenzionale, lo rendiamo più efficace. Non sappiamo con sicurezza perché: forse la metronomica sensibilizza alla chemioterapia tradizionale o forse questa elimina la resistenza alla metronomica o forse accadono entrambe le cose. In ogni caso nella pratica clinica, se decidiamo di passare da una terapia metronomica che non ci soddisfa più a una terapia convenzionale, potrebbe convenirci continuare anche con la metronomica.

Certo i nostri ragionamenti si basano prevalentemente su alcuni studi preclinici. Abbiamo bisogno di studi più sistematici e soprattutto di approfondire la questione con la sperimentazione clinica.

Decifrare la resistenza alla metronomica

Siamo lontani dal capire come un tumore può essere o divenire resistente a una chemioterapia metronomica. La ricerca ha fatto comunque alcuni passi avanti.

Le resistenze alla chemioterapia convenzionale sono dovute soprattutto a cambiamenti genetici e molecolari delle cellule tumorali sotto attacco. Nel caso della metronomica sono importanti i meccanismi di resistenza indiretti, dovuti al fatto che il tumore trova il modo di eludere le difficoltà create dalla metronomica e andare avanti a crescere e a diffondersi lo stesso. Del resto la metronomica agisce soprattutto indirettamente, intervenendo nel funzionamento dell'organo tumore più che sulle cellule tumorali. È naturale perciò aspettarsi che il tumore si adatti come organo.

Forse i tumori riescono a eludere il blocco dell'angiogenesi della metronomica in modo simile a come fanno quando sono sotto l'effetto di farmaci che inibiscono in modo mirato l'angiogenesi, come il bevacizumab, che blocca VEGF, il fattore di crescita dell'endotelio vascolare. Schematicamente possono resistere in due modi: 1) trovano il sistema per andare avanti a costruire nuovi vasi nonostante gli impedimenti della terapia, 2) fanno a meno dell'angiogenesi e diventano indifferenti al blocco di questa [104].

La resistenza può essere dovuta anche alle cellule staminali tumorali. La metronomica ne riduce il numero e tende a tenere in sonno quelle che rimangono (capitolo *Come la metronomica può tenere sotto controllo le cellule staminali tumorali*). È sufficiente però che alcune di queste cellule sfuggano al controllo e escano dal sonno per far progredire la malattia. Le cellule staminali infatti, anche se poche, sono decisive per lo sviluppo della malattia (capitolo *Le cellule staminali tumorali*).

La metronomica può anche provocare cambiamenti genetici e molecolari nelle cellule tumorali, in modo simile a come tende a fare la chemioterapia convenzionale. Studi preclinici in tumori della prostata hanno individuato tre proteine che le cellule del cancro producono sotto l'effetto della metronomica e che possono contribuire alle resistenze: TXNDC5, catepsina B e annessina A3 [105]. Sono molecole capaci di favorire la crescita tumorale, l'invasione locale, le metastasi a distanza e una certa resistenza alle terapie [106, 107, 108].

Usare la metronomica

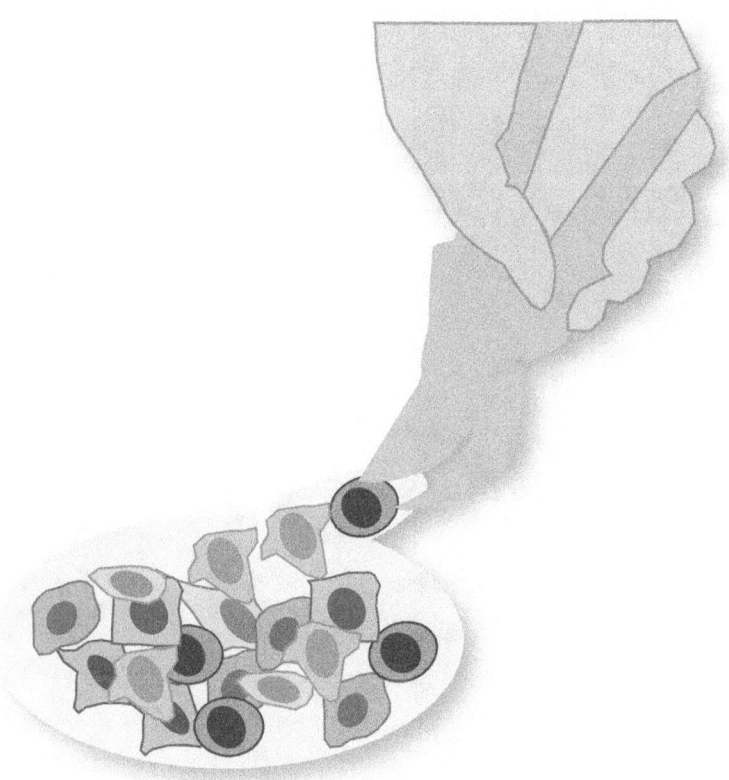

Chemioterapici utilizzabili in metronomica per bocca

Ci sono una decina di farmaci che si possono somministrare per bocca e sono sperimentati in metronomica. Rappresentano circa il 15% dei chemioterapici disponibili. Sono pochi, perché la chemioterapia tradizionale viene abitualmente somministrata in vena e solo in tempi recenti è cresciuto l'interesse per chemioterapici orali, che possono essere presi a domicilio e consentono una migliore qualità della vita.

A dire il vero l'UFT è largamente commercializzato in Giappone fin dal 1984. È stato sviluppato allo scopo di evitare ai pazienti il disagio di infusioni protratte di fluoruracile. Iniettato in vena il fluoruracile viene smaltito rapidamente, per cui c'è bisogno di continuare a infonderlo. L'UFT invece è una combinazione di tegafur e uracile, che consente di mantenere costanti livelli di 5-fluoruracile e può essere preso per bocca.

Stranamente l'UFT è rimasto misconosciuto e sottoutilizzato nei paesi occidentali, a volte con motivazioni prive di fondamento scientifico. Si è sostenuto che il metabolismo del farmaco era poco chiaro e si è arrivati a dire che l'UFT funziona bene sugli asiatici e non sugli occidentali. La voce sulle differenze legate alla razza circola ancora, nonostante sperimentazioni cliniche controllate abbiano messo in evidenza che l'efficacia è indiscutibilmente la stessa a prescindere dalla razza. Così i paesi occidentali sono rimasti a lungo privi o quasi di fluoropirimidine orali. Solo nel 2001 è divenuta disponibile la capecitabina, il farmaco per bocca in grado di sostituire le infusioni di fluoruracile che più comunemente si usa in Occidente.

Nella pratica ci sono altri limiti, oltre al fatto che non disponiamo di molti chemioterapici per uso orale. Quelli disponibili in genere sono prodotti avendo in vista la chemioterapia tradizionale, per cui le quantità contenute nelle capsule o nelle compresse a volte vincolano e non consentono di gestire i dosaggi con la logica e la flessibilità della metronomica.

C'è poi il problema che i chemioterapici sono approvati in base ai risultati clinici ottenuti con la chemioterapia tradizionale. Il fatto però che un certo tipo di cancro non risponda a un farmaco adoperato in modo convenzionale non dice che quel farmaco sarà inefficace su quello stesso cancro se usato in metronomica. Ad esempio, la vinorelbina è indicata nel carcinoma polmonare non a piccole cellule e usata nel mammario. In metronomica però è sperimentata anche nel cancro della prostata, del rene, della tiroide e in altri cancri avanzati.

Ciclofosfamide e metotrexato sono i farmaci per bocca più sperimentati in metronomica. Per la ciclofosfamide certamente incide il fatto che è protagonista di molti studi preclinici. Forse però c'è anche il fatto che entrambi sono facilmente reperibili a basse dosi, dato che vengono usati nell'artrite reumatoide e nelle malattie autoimmuni, oltre che nel cancro. Nella lista ci sono farmaci, come l'estramustine o il treosulfano, per i quali abbiamo solo sperimentazioni isolate su pochi pazienti.

FARMACI PER USO ORALE SPERIMENTATI IN METRONOMICA

farmaco	forme orali a basse dosi	dosi usate in metronomica	dosi usate in terapia convenzionale
Ciclofosfamide o CTX	compresse da 25 e da 50 mg	50-100 mg al giorno	100-200 mg/m^2 al giorno per 14 giorni al mese
Metotrexato o MTX	compresse da 2,5 mg	5 mg per 2 o 3 volte a settimana	15-25 mg a settimana
Tegafur-uracil o UFT	capsule da 100 mg	100-400 mg al giorno	250-450 mg/m^2 al giorno
Capecitabina o CAP	compresse da 150 e da 500 mg	1500-2000 mg al giorno	2500 mg/m^2 al giorno per 14 giorni su 21
Vinorelbina o VNB	capsule da 20, 30 e 40 mg	30-50 mg per 3 volte a settimana	80 mg/m^2 a setttimana

Etoposide o VP-16	capsule da 25 e 50 mg	50-100 mg al giorno per 21 giorni al mese	50-200 mg al giorno per 5, 7, 14 giorni su 21
Temozolomide	capsule da 20 mg	20-50 mg/m^2 al giorno	150-200mg/m^2 per 5 giorni su 28
Topotecan Melfalan	capsule da 0,25 e da 1 mg compresse da 2 mg	1 mg al giorno 2 mg al giorno per 21 giorni su 28	2,3-3,2 mg per 5 giorni su 21 0,1-0,25 mg/kg per 4-7 giorni su 4-6 settimane
Estramustina	capsule da 140 mg	280-320 mg al giorno	840-1260 mg al giorno
Trofosfamide	compresse da 50 mg	100-150 mg al giorno	150-300 mg al giorno
Treosulfano	capsule da 250 mg	500 mg al giorno	1000-1500 mg al giorno per 1-2 settimane seguita/e da riposo
S-1	capsule da 20 mg e da 25 mg	80 mg/m^2 al giorno 5 giorni a settimana per 3 settimane al mese	dose iniziale di 80 mg/m^2 al giorno per 28 giorni seguiti da 14 di sospensione

Le dosi usate in metronomica sono indicative: possono variare a seconda delle sperimentazioni, specie in relazione agli schemi e a eventuali combinazioni di farmaci adoperate. Ad esempio, l'etoposide in uno studio su tumori solidi di bambini è stato usato a dosi più alte, ma all'interno di un regime complesso, fatto di più farmaci che venivano alternati.

Le dosi della terapia convenzionale riguardano la somministrazione per bocca e possono essere anche significativamente diverse da quelle adoperate quando la somministrazione è per via venosa. Ad esempio, il metotrexato, se si sceglie di darlo per bocca, viene usato a dosi basse, perché più si alza la dose, meno viene assorbito. Quando viene somministrato settimanalmente per via endovenosa, le dosi abituali nei tumori solidi sono di 20-60 mg/m^2 (cioè 37-111 mg in una persona alta 170 cm e che pesa 75 Kg), nelle leucemie e nei linfomi vanno da 120 a 500 mg/m^2 e in certe patologie neoplastiche si superano i 500 mg/m^2.

Non dobbiamo lasciarci ingannare dal calcolo delle dosi cumulative. Ad esempio, nel caso della vinorelbina una persona che fa una terapia metronomica con 50 mg tre volte a settimana ha assunto alla fine della settimana 150 mg, cioè una dose pari a quella che ha preso una persona in terapia convenzionale alta 170 cm e con un peso di 75 mg. C'è però una differenza fondamentale: nella terapia convenzionale i 150 mg di vinorelbina sono stati presi tutti in una volta, mentre in metronomica distribuiti nell'arco della settimana. La vinorelbina in circa 48 ore viene smaltita, per cui prendendo 50 mg ogni 48 ore si mantiene un livello di farmaco nel sangue costante e basso [109, 110]. Questo livello sembra molto più basso rispetto a quello dell'alto picco che si ha dopo un'unica somministrazione di 150 mg: si mantiene intorno a 2,5 ng/ml, mentre il livello raggiunto inizialmente con la terapia convenzionale è intorno a 100 ng/ml e scende intorno a 10 nelle 24 ore [111, 112].

Chemioterapici utilizzati in metronomica per infusione

Ci sono meno sperimentazioni cliniche con chemioterapici somministrati per via endovenosa e i farmaci adoperati sono pochi. Per lo più questi farmaci sono stati sperimentati in combinazione con altri chemioterapici, sempre in vena o per bocca, o con farmaci di altro tipo.

Adoperando farmaci per uso endovenoso non abbiamo i vincoli dei dosaggi delle confezioni, salvo il fatto che possiamo trovarci a sprecare quantità di farmaco che non usiamo. La somministrazione in vena fa perdere però un beneficio importante che la metronomica può dare: la comodità di fare la terapia senza recarsi in ospedale, senza dipendere da operatori sanitari, senza accessi venosi o cateteri e continuando a fare la propria vita abituale.

Le iniezioni settimanali, come in studi con il docetaxel o la vinblastina o l'irinotecan [113, 114, 115, 116, 117], non arrecano molto disturbo al paziente, anche se comunque c'è il vincolo dell'appuntamento settimanale. Già più disagevole è la somministrazione due-tre volte a settimana, come in una sperimentazione con vinblastina

[118], e ancora di più nei casi in cui si ricorre a infusioni continue per più giorni, come in sperimentazioni col paclitaxel, la doxorubicina e il cisplatino [119, 120]. In queste sperimentazioni per praticare l'infusione continua è stato necessario impiantare cateteri venosi centrali, che, oltre ad arrecare disagio al paziente, sono stati fonte di effetti collaterali e complicazioni, a volte serie.

Usare basse dosi in infusione continua, specie nel caso del paclitaxel, ha un interessante base razionale. Sappiamo infatti che l'angiogenesi può essere bloccata da concentrazioni estremamente basse, che non uccidono le cellule (capitolo *Come la metronomica blocca l'angiogenesi*). L'indicazione ci viene da studi in vitro in cui è stato adoperato proprio il paclitaxel [21]. Perciò diluendo nel tempo l'infusione di una dose bassa possiamo pensare di ottenere un blocco dell'angiogenesi senza tossicità.

C'è da dire poi che le malattie in cui sono state sperimentate le infusioni continue, il melanoma metastatico e il mieloma multiplo già pesantemente trattato, rispondono poco alle terapie. Così il calcolo costi-benefici può indurre ad accettare l'idea di infusioni continue per più giorni. Il punto è però quale peso diamo alla qualità della vita. Si va ripetendo che gli obiettivi della cura del cancro avanzato sono sopravvivenza e qualità della vita. Di fatto però pazienti e medici tendono spesso a concentrarsi sul problema della sopravvivenza, fino ad affrontarlo ad ogni costo.

FARMACI IN VENA SPERIMENTATI IN METRONOMICA

farmaco	dosi usate in metronomica	dosi usate in terapia convenzionale
docetaxel	10-30 mg/m² a settimana	35-45 mg/m² a settimana o 100 mg/m² ogni 3 settimane
paclitaxel	10 mg/m² a settimana infusi continuativamente per 4 giorni	80-100 mg/m² a settimana o 175 mg/m² ogni 3 settimane

vinblastina	3 mg/m^2 a settimana oppure 1mg/m^2 2-3 volte a settimana	4-8mg/m^2 a settimana
doxorubicina	1-3 mg/m^2 infusi in 24 ore per 16 giorni	20-75 mg/m^2 ogni 3-4 settimane
cisplatino	1-3 mg/m^2 infusi in 24 ore per 16 giorni	100-120 mg/m^2 ogni 3-4 settimane
irinotecan	60 mg/m^2 a settimana per 3 settimane su 4	125 mg/m^2 a settimana oppure 300 mg/m^2 ogni 3 settimane

Le dosi convenzionali di docetaxel e paclitaxel sono più basse nel regime settimanale, sperimentato più di recente e che nel caso del paclitaxel si è rivelato più efficace. Quando si adotta il regime classico, con somministrazione ogni tre settimane, le dosi sono più alte.

Le dosi convenzionali indicate in tabella tengono conto dei regimi in cui i farmaci sono somministrati da soli. Quando vengono combinati con altri chemioterapici, le dosi possono essere ridotte anche significativamente. Ad esempio, l'irinotecan, se combinato con il cisplatino, viene somministrato di solito alla stessa dose usata nella sperimentazione metronomica. Notiamo che, come per la metronomica per bocca, le dosi cumulative somministrate nell'arco del tempo a volte sono significative. Ad esempio, se facciamo infusioni di doxorubicina a 3 mg al giorno, alla fine dei 16 giorni avremo somministrato 48 mg. Siamo ai livelli cumulativi della dose convenzionale più alta. Dopo 16 giorni di metronomica abbiamo somministrato più doxorubicina di quella data dopo due settimane di terapia convenzionale a 175 mg/m^2 ogni 4 settimane (48 verso 37,5). Come nel caso della vinorelbina per bocca, quel che conta però è il livello di concentrazione del farmaco nel sangue. Questo è decisamente diverso a seconda di come distribuiamo nel tempo una certa quantità di farmaco.

Qual è la differenza tra metronomica e chemioterapia "dose-dense"?

Confrontando le dosi metronomiche e convenzionali dei chemioterapici in vena, può nascere qualche perplessità. Ad esempio, il docetaxel in metronomica è sperimentato a 10-30 mg/m^2 e nella terapia convenzionale si usa darlo a dosi settimanali di poco più elevate, di 35-45 mg/m^2. È così importante la differenza? Il confine sembrerebbe sfumato.

Il problema di afferrare le differenze si pone quando mettiamo a confronto la metronomica con la cosiddetta chemioterapia *dose-dense*, ad elevata densità di dose. L'uso di somministrare ogni settimana certi chemioterapici è proprio legato agli schemi a più alta densità, che negli ultimi anni sono entrati nel repertorio delle chemioterapie convenzionali.

Alta densità di dose non vuol dire che si usano dosi più alte, ma semplicemente che le somministrazioni sono meno distanziate nel tempo. Somministriamo all'incirca la stessa quantità di farmaco, dividendolo in più somministrazioni ravvicinate nel tempo. Così, ad esempio, in uno schema *dose-dense* di docetaxel possiamo usare 35-40 mg/m^2 ogni settimana. Dopo 3 settimane abbiamo somministrato una quantità complessiva vicina a quella dello schema classico in cui si somministrano 100 mg/m^2 ogni 3 settimane. Con lo schema *dose-dense* in 3 settimane finiamo per somministrare poco di più, 105-120 mg/m^2. La differenza è che abbiamo insistito a somministrare nel tempo, accelerando il ritmo delle somministrazioni.

Lo schema *dose-dense* è diverso da quello *dose-intense*, ad alta intensità. Nello schema ad alta intensità manteniamo l'intervallo tra una somministrazione e l'altra e alziamo il più possibile la dose di ciascuna somministrazione. Quando si punta a usare dosi molto alte, magari si ricorre a mezzi per evitare effetti collaterali devastanti, come il trapianto di midollo. A prima vista sembra che la chemioterapia *dose-dense* sia come la metronomica. In fondo in tutti e due i casi facciamo somministrazioni frequenti senza lunghe interruzioni e con dosi più basse. In realtà si tratta di terapie diverse, che hanno obiettivi diversi.

La chemioterapia *dose-dense* mira, come quella *dose-intense*, a uccidere quante più cellule del cancro si può. Sono tutte e due nella logica del proiettile magico di Paul Ehrlich (capitolo *Una nuova filosofia della cura*). Usano semplicemente strategie diverse: una preferisce la mitragliatrice, l'altra il cannone.

La strategia di aumentare il più possibile le dosi è intuitiva. Quella della chemioterapia *dose-dense* si basa sull'ipotesi di Norton e Simon, che risale agli anni Settanta [121, 122, 123]. I chemioterapici uccidono le cellule che si stanno riproducendo. Siccome queste sono solo una parte delle cellule di un tumore, alzando le dosi non è detto che ne uccideremo di più. Può darsi che tutto ciò che otterremo è provocare più tossicità. C'è un altro fatto, importante. Nell'intervallo tra una somministrazione e l'altra le cellule sopravvissute ricominciano a crescere. I modelli matematici, la curva di crescita di Gompertz in particolare, indicano che il ritmo più alto di riproduzione c'è quando la crescita parte. Ecco spiegata la strategia: se ravviciniamo le somministrazioni, con la prima colpiamo le cellule fin dall'inizio in fase di crescita e con le successive quelle sopravvissute che ora hanno cominciato a crescere, si stanno riproducendo velocemente e sono perciò sensibili alla chemio.

La logica alla base della chemioterapia *dose-dense* è interessante. Di fatto nell'esperienza clinica le somministrazioni ravvicinate in alcuni casi hanno dato buoni risultati, in altri no. Ad esempio, il paclitaxel nel cancro mammario avanzato ha mostrato di funzionare meglio se somministrato ogni settimana, anziché ogni tre settimane [124, 125]. Le pazienti trattate così sono vissute più a lungo e in alcuni studi hanno avuto anche un tasso di risposte significativamente superiore. Non abbiamo avuto invece gli stessi risultati con il docetaxel, che pure è un farmaco della stessa famiglia: qui l'efficacia del settimanale è uguale o forse inferiore [124]. In ogni caso la strategia di ravvicinare le somministrazioni è ben lontana dall'eradicare la malattia.

La chemioterapia *dose-dense* ravvicina le somministrazioni per uccidere il più alto numero possibile di cellule del cancro, con la speranza di arrivare a eradicare la malattia. Quando usiamo la metronomica abbiamo ben chiaro che il tumore è un organo dannoso, non un semplice ammasso di cellule del cancro. Il nostro obiettivo è rendere il funzionamento di quest'organo compatibile con quello dell'organismo, non uccidere quante più cellule del cancro si può. Fare questo, nell'ottica della metronomica, può essere persino controproducente, dato che, come ha sottolineato Gatenby, sotto una pressione tesa a distruggere il tumore aumentano le cellule tumorali più malsane (capitolo *Il tumore: un organo dannoso dentro il nostro organismo*).

Il problema della tossicità cumulativa dell'etoposide

Se una metronomica funziona, se il cancro resta sotto controllo, può accadere che andiamo avanti col trattamento per un lungo periodo, magari di anni. La dose cumulativa di chemioterapico, la quantità complessiva somministrata, sarà alta, anche se diluita nel tempo. Quali effetti possono produrre queste alte dosi cumulative di chemioterapici? Ci sono rischi?

L'etoposide è fonte di seria preoccupazione. Sappiamo che dopo i trattamenti con questo chemioterapico possono insorgere leucemie secondarie, legate alla terapia stessa, in particolare leucemie mieloidi acute [126]. Di per sé sono malattie gravi, ma lo sono ancora di più quando a causarle è il trattamento con etoposide, perché in questo caso tendono a non rispondere alle cure. C'è un altro fatto che aggrava la preoccupazione: le leucemie secondarie compaiono presto, di solito entro 2-3 anni dal trattamento. Anche se il cancro che stiamo trattando accorcia la speranza di vita, l'idea di veder spuntare a breve un altro cancro ancora più terribile è impressionante. Ma qual è il rischio reale?

Valutare il rischio effettivo è difficile per diverse ragioni. La sopravvivenza delle persone trattate non sempre è abbastanza lunga da consentirci analisi di lungo periodo. Di solito poi l'etoposide è adoperato all'interno di regimi che contengono anche altri farmaci che possono contribuire alla leucemia secondaria. Molto dipende poi dalla dose cumulativa somministrata e dallo schema adoperato.

A partire da un'analisi del 1991 condotta su 212 pazienti si è diffusa l'idea che il rischio diviene via via più serio quando si superano i 2000 mg/m^2 di dose cumulativa [127]. In questo studio del 1991 tutti e 5 i pazienti che sono andati incontro a una leucemia avevano preso più di 2000 mg (2 grammi) di etoposide per metro quadro di superficie corporea. Negli studi successivi si è visto che anche sotto i 2 grammi c'è una probabilità, seppure bassa (intorno allo 0,5%, una su duecento), di leucemie secondarie. Come superiamo i 2 grammi, la probabilità salta intorno al 3% e sale ancora se aumentiamo la dose cumulativa.

Queste probabilità non consentono di stimare esattamente il rischio da etoposide. Quando le valutiamo, dovremmo tener conto della probabilità che quelle persone hanno di andare incontro a una leucemia a prescindere dal fatto che hanno preso l'etoposide. È un calcolo però difficile da fare con le informazioni di cui disponiamo. Sembra che, superati i 2 grammi, abbiamo una probabilità di avere una leucemia circa tre volte superiore a quella che ha chi non ha preso l'etoposide e più alta è la dose cumulativa, più l'etoposide fa aumentare il rischio di leucemia.

Ma il discorso vale per la metronomica? Gli studi sulle leucemie secondarie sono stati fatti in persone trattate con l'etoposide usato in maniera convenzionale. Con lo schema convenzionale si hanno picchi di alte concentrazioni di etoposide, mentre con la metronomica si mantiene costante una bassa concentrazione. Studi preclinici *in vitro* suggeriscono che forse l'etoposide, usato in metronomica, fa correre meno rischi di leucemie secondarie [128]. Queste sono dovute ad alterazioni genetiche che il farmaco provoca nelle cellule del midollo, alterazioni che si direbbero meno accentuate quando ad agire sono basse concentrazioni per tempi lunghi, anziché alte per tempi brevi.

Conviene essere però estremamente cauti. Forse scopriremo che l'etoposide in metronomica è meno rischioso, ma per ora non abbiamo certezze. Meglio attenerci a quel che sappiamo dagli studi clinici fatti sulla chemioterapia convenzionale. La scelta dell'etoposide dovrebbe essere basata su un attento calcolo costi/benefici. Il livello dei 2 grammi metro quadro di dose cumulativa con la metronomica si raggiunge presto. Grosso modo, quando prendiamo l'etoposide per bocca è come se prendessimo metà dose. Perciò possiamo pensare di tenerci sotto i 4 grammi per metro quadro. Una persona alta un metro e settanta che pesa 75 Kg ha una superficie corporea di 1,85 metri quadri. In questo caso il limite è di 7,4 grammi (4x1,85). Se adottiamo uno schema di 50 mg al giorno per 21 giorni al mese, abbiamo 7 mesi di trattamento prima di entrare in zona rischio.

Anche altri farmaci hanno il problema della tossicità cumulativa

Dei farmaci usati in metronomica per bocca melfalan, ciclofosfamide e metrotrexato sono noti cancerogeni e possono favorire l'insorgenza di nuovi cancri, almeno superate certe dosi cumulative. Il melfalan sembra il più rischioso, ma è anche il meno adoperato in metronomica. Il problema si pone soprattutto per la ciclofosfamide e il metrotrexato, che sono tra i più usati. Quali rischi ci sono? Sono preoccupanti?

Nel caso della ciclofosfamide e del metotrexato siamo in grado di rispondere meglio a queste domande, perché, oltre che nella cura dei tumori, questi farmaci sono comunemente adoperati nelle malattie autoimmuni. Oltre tutto in queste malattie si somministrano in modo simile a come si fa in metronomica. La ciclofosfamide in particolare spesso si dà proprio per bocca a 50-100 mg al giorno per lunghi periodi.

Cadono così alcuni dubbi che accompagnano gli studi sulle leucemie nei pazienti trattati con etoposide: sono dovute alle alte dosi? alla combinazione con altri farmaci? Ci ritroviamo però con altri dubbi. Le malattie autoimmuni di per sé favoriscono lo sviluppo di tumori. Perciò, di fronte a un cancro che compare in un paziente trattato con ciclofosfamide o metotrexato per un malattia autoimmune, è difficile dire fino a che punto la responsabilità è dei farmaci o della malattia che stiamo curando.

La ciclofosfamide è adoperata in varie malattie autoimmuni, come l'artrite reumatoide, il lupus, le polimiositi, le dermatomiositi, le vasculiti. Dati accurati sono stati raccolti sulla granulomatosi di Wegner, grave malattia autoimmune dei vasi sanguigni che interessa il polmone e i reni. I primi studi pubblicati negli anni Novanta suggerivano rischi più preoccupanti, che gli studi più recenti hanno ridimensionato [129].

Una vasta indagine svedese ha seguito nel tempo 1065 pazienti trattati con ciclofosfamide per una granulomatosi di Wegner [130]. Ci sono stati 110 casi di cancro, cioè un cancro ha colpito circa il 10% delle persone in cura. Confrontando questi dati con quelli della popolazione generale, questo studio svedese è arrivato a concludere che nei pazienti trattati con ciclofosfamide i cancri sono in media circa due volte più frequenti che nella popolazione generale: persone con caratteristiche simili, che però non avevano la granulomatosi di Wegner e non prendevano la ciclofosfamide, si ammalavano di un cancro di qualche tipo nel 5% dei casi, anziché nel 10%. Il rischio c'è soprattutto per il cancro della vescica, i tumori della pelle, i linfomi e le leucemie, malattie per le quali questi pazienti rischiavano da quattro a sette volte più di altre persone.

Altri studi riportano rischi anche un po' più bassi. Soprattutto però è emerso che sotto una certa dose cumulativa la ciclofosfamide fa aumentare il rischio solo di tumori della pelle diversi dal melanoma, che in genere hanno una prognosi abbastanza buona [131]. Faurschaou e colleghi hanno visto che il rischio si fa serio se si supera una dose cumulativa di 36 grammi, ma altri studi suggeriscono una soglia più bassa, di 25 grammi [132].

Non sappiamo esattamente in quale misura la ciclofosfamide contribuisce a questi cancri. Negli studi di cui disponiamo vengono confrontati pazienti trattati con ciclofosfamide per malattie autoimmuni con persone normali. Siccome le malattie autoimmuni di per sé possono favorire lo sviluppo di cancri, a rigore dovremmo confrontare persone con malattie autoimmuni che prendono la ci-

tipo di cancro	numero di pazienti su 1065	SIR
tutti i tipi	110	2,0
oro-faringe	2	1,9
stomaco	2	2,2
colon	7	1,6
retto	3	0,8
fegato	5	3,8
polmone	8	2,0
mammella	4	0,6
naso e orecchio medio	1	14,1
melanoma	3	1,9
cancro squamoso della pelle	18	7,3
vescica	14	4,8
prostata	6	0,8
rene	3	1,9
cervello	5	3,9
leucemie	7	5,7
linfomi	8	4,2
altri ematopoietici	15	3,8

La tabella è ripresa, seppure parzialmente modificata, dall'articolo del 2002 nel quale è stata pubblicata l'indagine svedese su oltre 1000 pazienti affetti da granulomatosi di Wegner [130]. SIR sta per Standardized Incidence Ratio, alla lettera "rapporto di incidenza standardizzata". In pratica è il rapporto che c'è tra la frequenza dei cancri visti nei pazienti trattati con ciclofosfamide e quella che ci saremmo aspettati sulla base dell'incidenza degli stessi cancri nella popolazione generale. Ad esempio, SIR 2,0 per tutti i tipi di cancro vuol dire che nei 1065 pazienti esaminati il cancro ha avuto un'incidenza doppia rispetto alla popolazione generale. Notiamo l'alto SIR dei cancri del naso e dell'orecchio medio. È dovuto al fatto che questi tumori sono molto rari: rappresentano meno dell'1% di tutti i tumori. Siccome tra i pazienti esaminati c'è stato un caso, ecco che qui il valore del SIR sale, ma non ha un particolare significato statistico. Cosa che invece c'è quando andiamo a considerare altri SIR piuttosto elevati.

clofosfamide e persone che non la prendono. Farlo non è facile o per lo meno non è facile farlo su grandi numeri, perché la ciclofosfamide dà buoni risultati ed è diffusamente adoperata.

Comunque sia, conviene tener presente che la ciclofosfamide a lungo andare espone a questi rischi e farne un uso giudizioso.

Sebbene siano indicative, possiamo regolarci con le dosi totali a partire dalle quali verosimilmente siamo in zona rischio. Se adoperiamo 50 mg al giorno di ciclofosfamide e non vogliamo superare i 25 grammi (l'opzione più prudente), abbiamo davanti circa 16 mesi di trattamento. Se ci diamo come limite i 36 grammi, possiamo andare avanti 2 anni. Ovviamente è tutta questione di calcolo costi/benefici e di bilancia dei rischi. Se nel complesso ci sembra conveniente, supereremo le dosi totali.

È bene anche fare frequenti controlli del sangue e, ogni 6-10 mesi, delle urine, anche se la ciclofosfamide è stata sospesa. Tumori secondari possono presentarsi dopo parecchi anni. La ciclofosfamide può provocare anche cistiti emorragiche, infiammazioni della vescica con sanguinamenti. Queste non dicono che c'è o che sicuramente ci sarà un cancro della vescica. Sembrano un danno che il farmaco fa per altra via, per effetto di un suo metabolita che si accumula nelle urine, l'acroleina.

Anche il metotrexato può favorire la formazione di tumori, ma i rischi sembrano minori rispetto alla ciclofosfamide. Ad esempio, in un'indagine australiana 459 pazienti trattati con metotrexato per artrite reumatoide hanno mostrato di avere una probabilità di sviluppare tumori pari a una volta e mezzo quella della popolazione normale [133].

Attenti a valutare correttamente le probabilità

Per decidere come regolarci con i farmaci che espongono ai rischi di cancro da tossicità cumulativa, dobbiamo valutare delle probabilità. Ci troviamo così alle prese con un problema: la nostra mente tende naturalmente a valutare in modo errato le probabilità. Quando diciamo "la nostra mente" intendiamo la mente degli esseri umani, di tutti noi, che siamo più o meno istruiti, medici o non medici e persino se siamo dei matematici o dei logici di mestiere.

Perciò dobbiamo stare attenti, sapere come la nostra mente tende a sbagliare e sforzarci di correggere gli errori di valutazione.

Conoscere i tipici errori che la nostra mente commette quando ragiona sulle probabilità può tornarci utile anche in altre scelte che ci troviamo a fare nella cura del cancro.

Teniamo presenti alcuni errori ai quali normalmente tendiamo.

1) *Ci lasciamo influenzare dalla forma in cui le probabilità sono espresse.* Se diciamo, ad esempio, che, superati 2 grammi di etoposide, abbiamo il 3% di probabilità di leucemie, la nostra mente percepisce un certo rischio. Questo non è lo stesso se diciamo che nel 97% dei casi non avremo una leucemia. Diverso ancora è se lasciamo stare le percentuali e parliamo di 3 casi su 100 o di 97 casi su 100.

Razionalmente il rischio è identico. Tuttavia lo valutiamo diversamente a seconda che ci concentriamo sugli eventi sfavorevoli o sui favorevoli oppure che pensiamo ai casi concreti e perciò alle persone interessate o restiamo nel mondo dei numeri e delle percentuali. Che fare? Un semplice sistema è pensare a tutti i modi in cui possiamo esprimere la probabilità che ci interessa e farli scorrere nella nostra mente, come a voler fare una sintesi delle diverse percezioni.

2) *Facciamo fatica a pensare le probabilità.* La nostra mente tende schematicamente a distinguere tra cose certe (quelle che accadranno sicuramente), cose impossibili (che sicuramente non avverranno) e cose possibili (che forse si verificheranno e forse no). Adoperando questo schema a tre categorie (certo, impossibile, possibile) finiamo però per deformare la percezione delle probabilità. Queste sono proprio una serie di gradi diversi di possibilità, ora poco, ora molto lontani tra loro.

Lo schema a tre ci spinge a sopravvalutare le probabilità vicine allo zero e vicine al 100% [134]. Così il 3% di leucemie secondarie ci fa pensare a un rischio importante, perché siamo usciti dall'impossibile e siamo entrati nel possibile. Stentiamo a renderci conto che abbiamo appena varcato la soglia e che abbiamo altri 97 intervalli prima di arrivare alla certezza. Allo stesso modo, quando sentiamo dire che c'è il 97% di probabilità di non avere la leucemia, ci sembra praticamente certezza, anche se mancano 3 intervalli.

3) *La paura ci inganna.* L'idea di avere una leucemia in aggiunta a un cancro che abbiamo già è davvero terrorizzante. La paura deforma la nostra percezione e ci spinge a sopravvalutare ancora di più le probabilità vicine allo zero o al 100% [135]. Così il 3% di avere la leucemia è per noi una enormità e il 97% per cento di non averla è più tranquillizzate di quanto dovrebbe essere.

4) *Anche le certezze ci ingannano.* Sappiamo per certo che, se non prendiamo l'etoposide, non aumentiamo il rischio di avere una leucemia. Questa certezza può oscurare, far sparire dalla nostra mente probabilità, come quelle dei rischi che corriamo se non prendiamo l'etoposide. Dimentichiamo che abbiamo già un cancro che ci minaccia e trascuriamo benefici che l'etoposide può darci difendendoci da questo cancro.

5) *Il fattore tempo incide.* Un rischio immediato per noi è diverso da un rischio che si prospetta più in là nel tempo. A maggior ragione questo vale quando pensiamo che il cancro ormai sta erodendo la nostra vita e che la partita si gioca tutta subito. Ecco che l'etoposide appare decisamente più minaccioso di una ciclofosfamide, per il semplice fatto che può dare una leucemia a breve. Sottovalutiamo la probabilità che vivremo a lungo e che magari ci troveremo con un cancro secondario da ciclofosfamide dopo tanti anni di una storia vittoriosa di lotta contro il primo cancro.

6) *Facciamo valutazioni diverse quando speriamo e quando siamo disperati.* Se pensiamo che la partita contro il cancro è praticamente persa, siamo pronti a rischiare e sottovalutiamo i danni collaterali delle terapie. Se invece siamo ancora carichi di speranza, vogliamo evitare anche il minimo rischio. Esagerare in un senso come nell'altro è sempre valutare in modo non razionale le probabilità.

Pensiamo al problema della tossicità cumulativa di alcuni farmaci in metronomica e proviamo a riflettere sugli errori che abitualmente commettiamo quando ragioniamo sulle probabilità. Nel complesso emerge una prospettiva meno drammatica. Se da un lato conviene essere giudiziosi nell'uso di certi farmaci, dall'altro i rischi non sono poi così alti e in certi casi potrebbero essere ben bilanciati dai benefici.

Terapie integrative che possono aiutare

Ci sono integratori che sembrano in grado di contrastare i rischi di cancri secondari da dosi cumulative. Purtroppo gli studi che dimostrano gli effetti protettivi di questi prodotti sono preclinici, *in vitro* o negli animali. Perciò abbiamo buone ragioni per pensare che possano aiutarci a prevenire i cancri secondari, ma non disponiamo di studi clinici controllati a riprova.

C'è da dire però che si tratta di prodotti praticamente innocui e che potrebbero portare anche altri benefici. Sembra che abbiano altri effetti protettivi nei riguardi dei danni da chemioterapici, ad esempio sul midollo o sul fegato. Potrebbero persino contribuire a tenere sotto controllo il cancro, rendendo più efficace il trattamento o agendo sul sistema immunitario o per altre vie.

A volte vengono sollevate perplessità sull'uso di questi prodotti nel corso delle chemioterapie, perché sono antiossidanti. Sono sostanze che ostacolano lo stress ossidativo, cioè il danno che un eccesso di ossidazione provoca in cellule e tessuti. Siccome i chemioterapici agiscono anche attraverso lo stress ossidativo, si tende a pensare che queste sostanze possano renderli meno efficaci.

La questione è controversa. Probabilmente gli antiossidanti non riducono l'efficacia dei chemioterapici, soprattutto perché lo stress ossidativo è solo uno dei meccanismi in gioco e può anche essere controproducente e favorire addirittura il cancro. Giustamente poi molti studiosi hanno fatto notare che, quando si fa una chemioterapia, è importante trovare un equilibrio tra danno al cancro e danno all'organismo. Nel caso della metronomica però il problema non si pone. Questa terapia non attacca direttamente le cellule neoplastiche e non si serve dello stress ossidativo. Al contrario nella logica della metronomica occorre evitare che il tumore, sotto pressioni come lo stress ossidativo, degeneri e diventi più difficile da controllare (capitolo *Il tumore: un organo dannoso dentro il nostro organismo*).

Tutto considerato si direbbe conveniente prendere questi integratori quando facciamo una terapia metronomica con farmaci che possono a lungo andare causare tumori secondari. Se funzionano, come gli studi suggeriscono, abbiamo ridotto i rischi. Altrimenti, nella peggiore delle ipotesi, non abbiamo fatto danni.

La niacina o vitamina B3 o PP (*Pellagra Preventing*) può essere utile in particolare nella prevenzione delle leucemie da etoposide. Tende infatti a proteggere soprattutto le cellule del midollo, da cui originano le leucemie [136, 137, 138]. L'etoposide può provocare leucemie perché, soprattutto a livello del midollo, è genotossico: danneggia i geni e rende instabile il patrimonio genetico delle cellule, lo fa andare incontro a continui cambiamenti. Tra i cambiamenti che si susseguono possono essercene alcuni che sono il primo passo verso la trasformazione delle cellule sane in tumorali, cosa che, dopo un certo tempo, porta allo sviluppo di leucemie. La niacina protegge dal danno genetico dell'etoposide e stabilizza il patrimonio genetico delle cellule.

Come nota Kirkland, ricercatore del team canadese che ha studiato gli effetti protettivi della niacina, il fatto che questa vitamina stabilizzi il patrimonio genetico delle cellule è interessante non solo quando lo fa sulle cellule del midollo, ma anche quando protegge dai cambiamenti genetici le cellule del tumore [138]. Nel primo caso può prevenire le leucemie secondarie, dovute alla genotossicità dell'etoposide o di altri chemioterapici. Nel secondo caso rende le cellule del tumore meno vivaci e capaci di trasformarsi in cellule più aggressive. Ecco che somministrare niacina insieme alla metronomica può essere una mossa in linea con la strategia di tenere a bada il cancro, oltre che un tentativo di prevenire seri effetti collaterali della terapia.

Nei malati di cancro può esserci una carenza di niacina che può essere dovuta al cancro stesso o agli effetti della chemioterapia [139, 140]. Può comparire addirittura la pellagra, tipica malattia dovuta alla carenza di questa vitamina, divenuta oggi rara [141]. Di solito però i sintomi della carenza sono difficili da individuare, anche perché somigliano a disturbi provocati dalle terapie o dal cancro stesso (debolezza, inappetenza, disturbi intestinali, ecc.). La carenza di niacina rende le cellule del midollo e del cancro geneticamente più instabili. Così aumenta da un lato il rischio di leucemie secondarie e dall'altro il rischio che il cancro diventi più aggressivo. Una ragione in più per dare la niacina.

Possiamo chiederci se sia il caso di prendere la niacina solo se c'è una carenza di questa vitamina. Sembra ragionevole prenderla comunque. La carenza può essere lieve e per contrastare l'effetto genotossico del chemioterapico può essere necessario avere più disponibilità della vitamina nel corpo. Inoltre la niacina è sicura, se assunta per bocca alle dosi consigliate e sotto controllo medico. Ci sono situazioni in cui conviene essere cauti, come nel caso ci sia un diabete o un difetto della coagulazione o un'ulcera gastroduodenale o una malattia del fegato. Sono preferibili le formulazioni *flush free*, che evitano le vampate di calore, che questa vitamina può dare.

Ci sono buone ragioni per pensare che la niacina sia utile anche per proteggere dai secondi tumori dovuti ad altri chemioterapici. Nel caso della ciclofosfamide studi preclinici suggeriscono che possono essere utili i beta-glucani [142] e la melatonina [143,144].

I beta-glucani sono un tipo di polisaccaridi, cioè di molecole di zuccheri formate da unità che si ripetono, come dice il nome (polisaccaridi, cioè molti saccaridi). Sono disponibili come integratori, prodotti per estrazione da funghi o dal comune lievito del pane. Il PSK, estratto del fungo *Coriolus Versicolor*, è registrato in Giappone come farmaco antineoplastico fin dagli anni Ottanta. Una vasta documentazione clinica giapponese ha dimostrato infatti che aumenta l'efficacia dei chemioterapici in varie malattie neoplastiche. Il PSK è un BRM (*Biological Response Modifier*), un modificatore della risposta biologica, che agisce soprattutto rilanciando le difese immunitarie e per questa via potenzia l'azione dei chemioterapici e contrasta il cancro. Altri beta-glucani sembrano avere azioni simili, anche se su di loro non abbiamo una vasta documentazione clinica come nel caso del PSK.

Come la niacina, i beta-glucani sono pressoché privi di effetti collaterali. Sembra anche che aiutino a tollerare le chemioterapie, proteggendo fegato e midollo. Sono antiossidanti e probabilmente è per questo che proteggono le cellule dai danni genetici della ciclofosfamide o di altri chemioterapici [145]. Valgono per i beta-glucani considerazioni analoghe a quelle fatte per la niacina. Non abbiamo ragioni per non adoperarli come prevenzione durante una metronomica con rischi di tossicità genetica. Non ci daranno problemi, forse avranno un effetto preventivo e forse miglioreranno l'efficacia della cura. Unico limite è il costo, che qui è più alto rispetto a quello della niacina, specie se usiamo il PSK, che però ci dà anche serie speranze di migliorare la cura.

La melatonina, ormone prodotto dalla ghiandola pineale, adoperata per regolarizzare il sonno o per alleviare i disturbi del jet lag, è sicura. Almeno nel breve periodo non dà più fastidi di un placebo, di una finta compressa [146]. Negli studi clinici è stata adoperata senza che desse problemi a dosi fino a 40 mg al giorno somministrati alla sera, dosi superiori a quelle comunemente usate, che oscillano da 1 a 10 mg.

Abbiamo buone ragioni per pensare che possa essere di aiuto nel tenere sotto controllo il cancro, stimolando il sistema immunitario, inibendo l'angiogenesi, favorendo la morte programmata delle cellule tumorali e contrastando quella delle sane e attraverso altri meccanismi [147]. Ricerche cliniche degli anni Novanta hanno mostrato una certa capacità di potenziare l'efficacia delle chemioterapie e di ridurne effetti collaterali.

Come la niacina e i beta-glucani, la melatonina non fa danni, forse migliora la cura del cancro e può aiutare a prevenire i cancri secondari. Sembra che lo faccia essenzialmente attraverso la sua azione antiossidante. Forse però previene i cancri secondari anche perché limita la proliferazione incontrollata delle cellule. Questo almeno suggeriscono le ricerche precliniche nel caso dei cancri della vescica da ciclofosfamide [144].

Oltre alla niacina, ai beta-glucani e alla melatonina ci sono altre terapie integrative che potrebbero essere d'aiuto per proteggere dalla tossicità cumulativa. C'è una lunga lista di integratori antiossidanti che sulla carta, in teoria, potrebbero funzionare.

Per proteggere dalle cistiti emorragiche da ciclofosfamide si può usare il mesna. È un farmaco che blocca l'acroleina, il metabolita della ciclofosfamide che si accumula nelle urine e danneggia la vescica (capitolo *Anche altri farmaci hanno il problema della tossicità cumulativa*). Anche se non abbiamo dati conclusivi sulla sua efficacia, viene adoperato come prevenzione quando si fa chemioterapia tradizionale. Ci sono però difficoltà pratiche a servirsi del mesna quando la ciclofosfamide è somministrata in metronomica, come del resto quando è adoperata per le malattie autoimmuni.

In teoria dovremmo dare una dose di mesna pari al 40% della dose di ciclofosfamide che somministriamo e dovremmo farlo ad ogni somministrazione di ciclofosfamide. In metronomica adoperiamo di solito 50-100 mg al giorno di ciclofosfamide. Perciò dovremmo somministrare il mesna tutti i giorni a circa 20-40 mg al giorno. Senonché in commercio abbiamo compresse da 400 o 600 mg. Abitualmente ci si limita a consigliare di bere abbondantemente, sebbene anche qui non ci siano prove conclusive che farlo riduce i rischi. Bere però è sicuramente cosa ragionevole quando si prendono farmaci smaltiti con le urine e che possono fare danni nell'apparato urinario.

L'UFT, un farmaco che si è dimostrato sicuro nel lungo periodo

L'UFT, il tegafur-uracil, è diffusamente adoperato in Giappone in adiuvante, per evitare recidive e metastasi dopo aver asportato chirurgicamente un tumore ancora localizzato. Viene usato in particolare nel cancro della mammella, del colon e del retto, del polmone e dello stomaco [148]. Le terapie adiuvanti con l'UFT in Giappone sono preferite perché sono meglio tollerate di altre che sono lo standard nei paesi occidentali. Danno meno effetti collaterali e poi c'è il fatto che la terapia si fa comodamente a casa per bocca.

Nelle terapie adiuvanti con l'UFT si usano dosi relativamente basse, ma continuativamente e per lunghi periodi. In realtà è un trattamento che somiglia a una metronomica e, quando le dosi sono più basse, di fatto è una metronomica. Grazie all'esperienza giapponese con l'UFT abbiamo una documentazione clinica vasta, che riguarda decine di migliaia di pazienti. La terapia adiuvante del cancro della mammella, del polmone e del colon dura di solito due anni. Nel caso del colon in pratica i medici vanno a volte oltre i due anni e sono in corso studi clinici che confrontano adiuvanti di due e di tre anni.

L'UFT somministrato continuativamente per anni si è rivelato maneggevole e sicuro, specie a basse dosi. Forse il problema più serio è la diarrea. Peraltro questo problema spesso si risolve adottando lo schema weekday-on/weekend-off, cioè prendendo l'UFT 5 giorni su 7, dal lunedì al venerdì, e lasciandosi il fine settimana di riposo [149].

In rari casi, 1-3 su 1000, ci sono condizioni genetico-metaboliche (deficit di DPD o polimorfismo di CYP2A6) alla base di gravi tossicità. Appositi test possono aiutare a individuare queste condizioni, ma per prudenza conviene cominciare sempre gradatamente sotto controllo medico.

In letteratura sono riportati casi di pazienti che hanno preso l'UFT per molti anni. Nel 2008 è stato pubblicato il caso di un paziente trattato con UFT che dopo 11 anni non aveva avuto alcun effetto collaterale significativo e continuava a fare la sua normale vita e a lavorare in banca [150]. In totale quel paziente aveva preso circa 2.511 grammi (due chili e mezzo circa) di UFT.

Azioni particolari di farmaci che usiamo in metronomica

In generale i meccanismi della metronomica, almeno stando a ciò che ne sappiamo, sono quelli che abbiamo esaminato: blocco dell'angiogenesi, spostamento della bilancia immunitaria a favore delle

difese, induzione della dormienza, azione sulle cellule staminali tumorali, normalizzazione dei vasi del tumore, eventuale effetto 4D.
Tuttavia ciascun farmaco che adoperiamo può agire in modo particolare, accentuare determinate azioni e servirsi di meccanismi in
parte diversi. È come se ogni farmaco avesse un proprio profilo di
azione metronomica, anche se non sempre ben noto.

Conosciamo abbastanza bene il caso di alcuni farmaci che hanno
una spiccata azione di blocco dell'angiogenesi, superiore a quella di
altri e dovuta in parte a meccanismi particolari. Rientrano tra questi
farmaci i chemioterapici che colpiscono i microtubuli, detti MTAs
(*Microtubule-Targeting Agents*) o anche MBDs (*Microtubule-Binding
Drugs*). Si chiamano così perché esercitano la loro azione tossica
sulle cellule alterando la rete dei microtubuli, una componente dello
scheletro cellulare, importante per la moltiplicazione cellulare e per
altre funzioni. Di quelli usati in metronomica sono farmaci che colpiscono i microtubuli il docetaxel, il paclitaxel, la vinblastina e la vinorelbina (capitolo *Chemioterapici utilizzabili in metronomica per bocca*
e capitolo *Chemioterapici utilizzati in metronomica per infusione*).

Questi farmaci hanno una spiccata azione di blocco dell'angiogenesi, molto più potente di quella di altri [151, 152, 153]. Sono in
grado di bloccare l'angiogenesi a concentrazioni estremamente
basse, 50-100 volte inferiori rispetto a quelle citotossiche, necessarie per danneggiare le cellule. Agiscono anche in tempi estremamente rapidi, nel giro di una ventina di minuti. Forse bloccano
l'angiogenesi in modo così potente perché le cellule endoteliali sono
ricche di microtubuli e questi farmaci più che in altre cellule pene-
trano e fanno sentire i loro effetti. Così riescono a impedire che le
cellule endoteliali si moltiplichino a dosaggi insufficienti per arre-
stare la riproduzione di altre cellule. Sembra però che ci siano anche
altri meccanismi, più sottili e speciali, diversi da quelli abituali della
metronomica (capitolo *Come la metronomica blocca l'angiogenesi*). Ad
esempio, gli agenti dei microtubuli impediscono alle cellule endoteliali di migrare per andare a formare nuovi vasi. Probabilmente lo
fanno concentrandosi a livello dei microtubuli e cambiando la pla-
sticità dello scheletro cellulare anche senza arrivare a danneggiarlo.

Fanno diventare più rigide le cellule endoteliali, che di conseguenza stentano a spostarsi per andare a formare nuovi vasi.

Purtroppo dei farmaci che si legano ai microtubuli il meno potente nel bloccare l'angiogenesi è la vinorelbina, l'unico disponibile per bocca. Nonostante tutto però con la vinorelbina metronomica abbiamo buone chances di ottenere un soddisfacente blocco dell'angiogenesi. Negli studi *in vitro* e *in vivo* la vinorelbina riesce a bloccare l'angiogenesi a concentrazioni di meno di 1 nanogrammo per millilitro [154]. Gli studi di farmacocinetica suggeriscono che alle dosi usate in metronomica (30-50 mg per somministrazione) nel sangue dovremmo raggiungere inizialmente concentrazioni decisamente superiori, intorno a 20-40 nanogrammi per millilitro [111]. Nelle ore successive le concentrazioni scenderanno, ma nel tempo tra una somministrazione e l'altra (il ritmo usuale è tre volte a settimana) resteranno comunque a valori tali da bloccare l'angiogenesi.

Un altro farmaco che ha una spiccata azione antiangiogenica è l'UFT. Sembra blocchi l'angiogenesi attraverso suoi metaboliti, molecole che si formano nell'organismo a partire dall'UFT, in particolare l'acido gammaidrossibutirrico [155, 156, 157]. I metaboliti dell'UFT inibiscono potentemente VEGF, il mediatore chimico che è uno dei più importanti attivatori dell'angiogenesi (capitolo *L'angiogenesi tumorale*).

Combinazioni interessanti

Nella metronomica spesso si combinano chemioterapici diversi. La combinazione più nota è forse quella di ciclofosfamide e metotrexato, sperimentata con risultati promettenti nel cancro della mammella e della prostata. Solitamente la ciclofosfamide si somministra tutti i giorni e il metotrexato due o tre volte a settimana. La logica di questa combinazione è legata più che altro all'idea che l'azione di blocco dell'angiogenesi di un farmaco può rafforzare quella dell'altro.

Ci sono combinazioni intriganti, che fanno intravedere la possibilità di sfruttare certe interazioni biochimiche tra i farmaci che combiniamo. Ad esempio, la vinorelbina è capace di bloccare in modo potente l'angiogenesi, agendo con meccanismi particolari sui microtubuli (capitolo *Azioni particolari di farmaci che usiamo in metronomica*). Per questa sua capacità la vinorelbina è un farmaco che dovrebbe funzionare bene in metronomica. Tuttavia la vinorelbina potrebbe stimolare la produzione di TP a livello del tumore.

TP è un enzima che può avere effetti che favoriscono la neoplasia e possono far perdere almeno in parte il beneficio guadagnato (158). Sappiamo che TP stimola l'angiogenesi e frena l'apoptosi, la morte programmata delle cellule, due cose contrarie a ciò che vogliamo ottenere. È vero che i dosaggi di vinorelbina che si adoperano in metronomica sono bassi e che le concentrazioni che così si raggiungono forse non arrivano a stimolare TP in modo significativo. Comunque c'è il rischio che questo effetto biochimico diventi un fattore limitante.

Se combiniamo la vinorelbina con l'UFT o con la capecitabina, ecco che un possibile limite si trasforma in un vantaggio. Le cellule tumorali che hanno TP sono più sensibili all'UFT e alla capecitabina. Una ragione è che UFT e capecitabina sono profarmaci. Non agiscono come tali, ma trasformandosi in 5-fluorouracile, che è la molecola attiva. TP interviene nella trasformazione di capecitabina e UFT in 5-fluorouracile.

C'è un altro possibile vantaggio. Un modo in cui il 5-fluorouracile agisce è inibendo TS, l'enzima timidilatosintasi, che ha un ruolo importante nella sintesi del DNA. Se i livelli di TS sono alti, il 5-fluorouracile non riesce a inibire questo enzima. La vinorelbina impedisce che i livelli di TS si innalzino. Per ottenere questo effetto però occorre somministrarla prima, adottando uno schema sequenziale, ad esempio prendendo la vinorelbina a inizio settimana e poi andando avanti con l'UFT o la capecitabina.

È vero che l'azione diretta sulle cellule tumorali è solo uno dei meccanismi della metronomica. Comunque però è un meccanismo in gioco e fare affidamento su un ambiente biochimico sfavo-revole alle cellule neoplastiche dovrebbe essere vantaggioso.

Abbiamo interazioni biochimiche potenzialmente vantaggiose anche quando combiniamo UFT e ciclofosfamide (159). La ciclo-fosfamide potenzia l'inibizione di TS. Inoltre inibisce anche un altro enzima, DPD. Questo enzima trasforma il 5-fluorouracile in metaboliti inattivi e riduce la concentrazione di molecole attive. La contemporanea somministrazione di ciclofosfamide fa sì che l'azione dell'UFT sia più sostenuta.

Studi preclinici, negli animali, suggeriscono che effettivamente la combinazione metronomica di UFT e ciclofosfamide dà buoni risultati ed è vantaggiosa (160, 161). Ovviamente dobbiamo es-sere cauti: certi ragionamenti biochimici o i risultati di studi pre-clinici non possono essere trasferiti automaticamente alla pratica clinica. Indubbiamente però interazioni biochimiche come queste sono interessanti e invitano a studi più approfonditi in ambito cli-nico, tesi a trovare i modi migliori di combinare i chemioterapici usati in metronomica, tenendo conto anche della situazione bio-chimica e metabolica del caso.

Funziona la metronomica?

In letteratura sono riportati vari casi di successi inaspettati ot-tenuti con la metronomica. Sono casi in cui la metronomica è stata usata per ripiego, non potendo praticare le terapie standard a causa della situazione clinica o perché i pazienti le rifiutavano. Sorprendentemente le risposte sono state buone, a volte migliori di quelle ottenibili con le cure standard.

Samartani e colleghi [201] raccontano di una giovane paziente di 36 anni con cancro ovarico. Le condizioni erano disperate e una metronomica con ciclofosfamide, dopo approfondita discussione con la paziente, è stata iniziata come estremo tentativo e a scopo palliativo, per cercare di lenire i sintomi, non certo di curare. Il cancro, diffuso all'addome, non aveva risposto a una prima chemioterapia. Durante il secondo tentativo con una nuova linea di chemioterapia, il cancro aveva causato un'occlusione intestinale, che aveva richiesto di intervenire chirurgicamente. Lo stato generale era peggiorato e non era il caso di andare avanti con la chemioterapia. Di qui l'idea di una terapia poco aggressiva, con meno pretese, ma anche più sopportabile. Sorprendentemente nel giro di tre mesi la malattia si è stabilizzata, le condizioni sono migliorate e la paziente è andata avanti a fare la metronomica e a condurre una vita normale per circa 5 anni.

Agarwala e colleghi [202] riportano il caso di un carcinoma della bocca che era rischioso operare, perché il paziente era iperteso, soffriva di problemi cardiaci e aveva una storia di danni cerebrali su base vascolare. Anche la radioterapia era problematica, dato che il tumore era esteso e ulcerato. Oltre tutto il paziente era riluttante a sottoporsi a frequenti controlli. Tutto considerato neppure la chemioterapia sembrava praticabile. Così ci si è orientati verso una metronomica con metrotrexato e celecoxib, pensando di fare nient'altro che una cura palliativa. Sorprendentemente dopo un mese la malattia è clinicamente scomparsa, lasciando solo segni radiologici.

Nella cura della leucemia mieloide acuta sono stati fatti progressi nei giovani. Tuttavia nei pazienti sopra i 60 anni i risultati sono deludenti. I casi di remissione sono pochi e le chemioterapie ad alto dosaggio che di solito si usano causano complicazioni e un buon numero di pazienti muore per effetto delle cure. Sulla base di queste considerazioni ci si è chiesti se questi pazienti non debbano essere trattati con cure palliative, senza tentare cure aggressive [203].

Tandon e colleghi [204] nel caso di un paziente di 68 anni con leucemia mieloide acuta hanno illustrato al paziente e ai famigliari benefici e rischi del trattamento standard con alte dosi di chemioterapico e della metronomica. Il paziente ha optato per la metronomica. Il trattamento ha portato a una remissione completa, che si è mantenuta nel tempo: la malattia era comparsa nel 2010 e il paziente stava ancora bene nel 2013, quando l'articolo è stato pubblicato.

Saber e colleghi [205] riportano il caso di un cancro gastrico metastatico scoperto in un paziente di 79 anni. Dopo una prima chemioterapia la malattia è ripartita ed è ripartita anche dopo una seconda linea di chemioterapia. Il paziente, che nel frattempo aveva superato gli 80 anni, ha rifiutato una terza chemioterapia, nonostante una lunga discussione con i medici. Si è passati così a una metronomica con ciclofosfamide, che ha mantenuto la malattia sotto controllo per un altro anno circa, un risultato di tutto rispetto per un cancro gastrico metastatico pesantemente pretrattato.

Il rifiuto della chemioterapia standard ha indotto a usare una metronomica rivelatasi di successo anche in un caso riportato da Masci e colleghi [206]. Una giovane paziente con cancro mammario metastatico dopo 6 cicli di chemioterapia e due linee di terapia ormonale, a quasi 4 anni dalla diagnosi iniziale, di fronte a una progressione non ha voluto sottoporsi a una nuova chemioterapia. Ha iniziato così un trattamento metronomico con ciclofosfamide e metotrexato, che ha stabilizzato la malattia senza dare effetti collaterali. Nel 2012, quando l'articolo è stato scritto, erano passati circa 3 anni e mezzo dall'inizio della metronomica e la paziente stava bene.

Greiner e colleghi [207] hanno ottenuto un buon risultato in un caso di cancro della prostata metastatico. Il paziente non aveva risposto alla chemioterapia standard con docetaxel, che gli aveva procurato anche una neuropatia. In queste situazioni di solito una seconda linea di chemioterapia è deludente: quando ci sono, le risposte durano davvero poco. Perciò si è passati a una metronomica con trofosfamide, che ha dato una risposta obiettivamente riscontrabile a distanza di 10 mesi.

In letteratura ci sono diversi case report di successi ottenuti con la capecitabina metronomica nel cancro del fegato, il carcinoma epatocellulare. Il trattamento standard è con sorafenib, un farmaco a bersaglio molecolare, che dà risultati piuttosto deludenti, con risposte rare e di breve durata, e che a volte è mal tollerato. In caso di fallimento del sorafenib non c'è una seconda terapia standard, che un medico ligio ai protocolli possa seguire. Marinelli e colleghi [208] riportano due casi in cui, non potendo giocare la carta del sorafenib, hanno fatto ricorso alla capecitabina metronomica e si sono trovati di fronte a risultati migliori di quelli che abitualmente dà il sorafenib.

In uno dei due casi non era utilizzabile il sorafenib per le condizioni del paziente, ottantenne, cardiopatico, con rischio di sanguinamento e rottura delle lesioni epatiche. La metronomica, iniziata a gennaio 2012, ha fatto regredire la malattia e il paziente stava ancora bene l'anno dopo, quando l'articolo è stato scritto. L'altro è il caso di una donna di 53 anni che non ha risposto al sorafenib, mentre ha risposto alla capecitabina metronomica. Anche in questo caso alla data dell'articolo era trascorso un anno e la paziente stava bene.

I case report sono interessanti, fanno pensare che la metronomica potrebbe funzionare e che perciò va presa sul serio e studiata più a fondo. Gli autori che raccontano i casi lo dicono in vari modi: "questo case report apre una prospettiva potenzialmente importante", "la chemioterapia metrononomica dovrebbe essere ulteriormente valutata". Tuttavia i case report non bastano per concludere che la metronomica funziona e che vale la pena di usarla.

Nel singolo caso il risultato che otteniamo può essere dovuto al fatto che una serie di circostanze si combinano. Non è detto perciò che avremo gli stessi risultati in altri casi, seppure simili, con la stessa malattia e la stessa terapia. In medicina una terapia si considera efficace quando, sperimentata in un numero significativo di casi simili, dimostra di funzionare abbastanza bene. Questo modo di procedere della ricerca clinica sul piano metodologico, a voler ragionare da scienziati rigorosi, ha dei limiti ed è in parte discutibile. Tuttavia è un modo di procedere comprensibile, che ha una sua logica. Solo se sperimentiamo una terapia su campioni di pazienti con una data malattia possiamo avere una certa garanzia di successo quando decidiamo di adottare quella terapia in un determinato caso. Dicendo che c'è bisogno di ulteriori valutazioni, gli autori dei case report intendono che per trarre conclusioni dobbiamo andar oltre l'esame di casi di successo isolati e basarci sulle sperimentazioni condotte su casistiche consistenti.

Che cosa dicono le sperimentazioni cliniche della metronomica?

Ci sono oltre 100 studi clinici fatti per mettere alla prova la metronomica, che hanno coinvolto nel complesso diverse migliaia di pazienti. Nella tabella troviamo riassunte 40 sperimentazioni cliniche in adulti. Oltre che negli adulti, la metronomica è stata sperimentata nei bambini e molti studi combinano la metronomica con altre terapie, con altri farmaci o con trattamenti fisici. Fermiamoci per ora a queste 40 sperimentazioni.

Scorriamo la tabella guardando la colonna dei risultati: sembra evidente che la metronomica ha una sua efficacia. C'è solo uno studio, il n° 27, con metotrexato + ciclofosfamide nel glioblastoma ricorrente pretrattato, in cui non c'è stata alcuna risposta. Negli altri casi, ora più ora meno, la terapia ha prodotto un beneficio.

Nello studio n° 20, sempre nel glioblastoma pretrattato, ma con la temozolomide, Santoni et al. [181] concludono che il regime metronomico è risultato inefficace. Per questo il trial è stato interrotto. Comunque in 3 casi su 20 c'è stata una risposta parziale e in 5 su 20 una stabilizzazione di malattia. Come osservano poi André, Carré e Pasquier [209] in altri studi simili i risultati sono stati ritenuti soddisfacenti. È il caso della sperimentazione di Omuro et al. [182], la n° 21, con patologia analoga, con lo stesso farmaco e con all'incirca lo stesso numero di pazienti. Variava lo schema, che nello studio di Santoni et al. era meno metronomico. La temozolomide veniva somministrata a dosaggi piuttosto elevati (130 mg/m^2 al giorno) con periodi di sospensione per consentire il recupero. Nella sperimentazione di Omuro et al. invece la temozolomide veniva data continuativamente ogni giorno a 50 mg/m^2.

Certo guardando attentamente i risultati scopriamo che in 5 studi (n° 7, 11, 16, 18, 31) tutto ciò che si ottiene è una stabilizzazione di malattia. Abbiamo poi risposte complete solo in 11 studi e le percentuali di risposte complete sono basse (tra 1.7% e 6.3%), salvo nello studio n°38, dove arriviamo al 16,6%. Possiamo pensare che forse la metronomica è poco efficace, anche se qualcosa fa. Sarebbe però una conclusione affrettata. A guardar bene, la metronomica da questi studi esce più efficace di quel che sembra a prima vista.

40 STUDI CLINICI IN ADULTI

	farmaco	cancro	n°pz	risultati	pubblicazione
1	ciclofosfamide	prostata metastatico	8	25% PR (risposta parziale) 37,5% SD (stabilizzazione) 62,5% CB (beneficio clinico)	Nicolini et al. 2004 (bibl. 162)
2	ciclofosfamide	prostata ormono-resistente	80	34,5% RR (risposta obiettiva o calo del marcatore PSA)	Lord et al. 2007 (bibl. 163)
3	ciclofosfamide	prostata metastatico chemio e ormono resistente	17	44,4% di calo del marcatore PSA	Nelius et al. 2010 (bibl. 164)
4	ciclofosfamide	melanoma metastatico	13	7,6% PR (risposta parziale) 38,4% SD (stabilizzazione) 46% CB (beneficio clinico)	Borne et al. 2010 (bibl. 165)

continua ▶▶▶

	farmaco	cancro	n°pz	risultati	pubblicazione
5	ciclofosfamide	mammario metastatico resistente ai trattamenti	12	58,3% SD (stabilizzazione)	Ge et al. 2012 (bibl. 166)
6	ciclofosfamide	tumori solidi avanzati e pretrattati	24	6 mesi di stabilizzazione media con range 1-12	Bojko et al. 2012 (bibl. 167)
7	ciclofosfamide	mammario metastatico pretrattato	22	54% SD (stabilizzazione)	Gebbia et al. 2012 (bibl.168)
8	capecitabina	epatocellulare avanzato pretrattato con sorafenib	6	33,3% PR (risposta parziale) 50% SD (stabilizzazione) 83,3% CB (beneficio clinico)	Brandi et al. 2007 (bibl. 169)
9	capecitabina	mammario metastatico pesantemente pretrattato	60	62% CB (di beneficio clinico: risposte + stabilizzazioni)	Fedele et al. 2012 (bibl. 170)
10	capecitabina	gastrico avanzato pretrattato	45	20,9% OR (risposta obiettiva) 51,1% SD (stabilizzazione) 72% CB (beneficio clinico)	He et al. 2012 (bibl. 171)
11	capecitabina	epatocellulare avanzato pretrattato con sorafenib	59	16,9% SD (stabilizzazione) 16,9% CB (benef. clinico)	Brandi et al. 2013 (bibl. 172)

continua ▶▶▶

	farmaco	cancro	n°pz	risultati	pubblicazione
12**	capecitabina	epatocellulare avanzato non pretrattato	70	3,6% CR (risposta completa) 21,8% PR (risposta parziale) 34,5% SD (stabilizzazione) 59,9% CB (beneficio clinico)	Mateen et al. 2014 (bibl. 173)
13**	capecitabina	mammario operato	19	verosimile efficacia adiuvante	Shawky e Galal 2014 (bibl. 174)
14**	vinorelbina	mammario metastatico non pretrattato	32	6,3% CR (risposta completa) 34,4% PR (risposta parziale) 31,2% SD (stabilizzazione) 71,9% CB (beneficio clinico)	Addeo et al. 2009 (bibl. 175)
15	vinorelbina	tumori vari (renale, sarcoma di Kaposi...) avanzati e pretrattati	62	12,9% OR (risposta obiettiva) 32% DS (stabilizzazione) 44,9% CB (beneficio clinico)	Briasoulis et al. 2009 (bibl. 176)
16	vinorelbina	vari tumori avanzati e pretrattati	19	12% SD (stabilizzazione)	Rajdev et al. 2011 (bibl. 177)

continua ▶▶▶

	farmaco	cancro	n°pz	risultati	pubblicazione
17	vinorelbina	mammari, prostatici e polmonari avanzati e pretrattati	73	5,5% OR (risposta obiettiva)	Briasoulis et al. 2013 (bibl.178)
18	vinorelbina	polmonare NSCLC avanzato e pretrattato	46	19,6% SD (stabilizzazione)	Kontopodis et al. 2013 (bibl. 179)
19	temozolomide	glioblastoma ricorrente dopo chemioterapia standard con temozolomide	12	16,6% PR (risposta parziale) 41,6% SD (stabilizzazione) 58,3% CB (beneficio clinico)	Kong et al. 2006 (bibl. 180)
20	temozolomide	glioblastoma ricorrente dopo chemioterapia standard con temozolomide	27	11,1% PR (risposta parziale) 18,5% SD (stabilizzazione)	Santoni et al. 2012 (bibl. 181)
21	temozolomide	gliomi maligni ricorrenti dopo trattamento	28	36% CB (beneficio clinico: risposte + stabilizzazioni)	Omuro et al. 2013 (bibl. 182)
22	etoposide	tumori vari (polmone, ovaio…) ricorrenti o avanzati e pretrattati	53	1,9% CR (risposta completa) 17,3% PR (risposta parziale) 47% CB (beneficio clinico)	Üner et al. 2003 (bibl. 183)

continua ▶▶▶

	farmaco	cancro	n°pz	risultati	pubblicazione
23	etoposide	sarcomi metastatici per lo più pretrattati	26	4% PR (risposta parziale) 42% SD (stabilizzazione) 46% CB (beneficio clinico)	Italiano et al. 2010 (bibl. 184)
24	trofosfamide	sarcomi avanzati pretrattati	49	6,1% PR (risposta parziale) 27% SD (stabilizzazione) 33% CB (beneficio clinico	Reichardt et al. 2002 (bibl. 185)
25	docetaxel	polmonare NSCLC pretrattato	27	7,4% OR (risposta obiettiva) 51,9% SD (stabilizzazione) 59,3% CB (beneficio clinico)	Yokoi et al. 2012 (bibl. 186)
26	metotrexato + ciclofosfamide	mammario metastatico pretrattato	63	3,2% CR (risposta completa) 15,8% PR (risposta parziale) 12,7% SD (stabilizzazione) 31,7% CB (beneficio clinico)	Colleoni et al. 2002 (bibl. 187)
27	metotrexato + ciclofosfamide	glioblastoma ricorrente pretrattato	10	nessuna risposta	Herrlinger et al. 2005 (bibl. 188)

continua ▸▸▸

	farmaco	cancro	n°pz	risultati	pubblicazione
28*	metotrexato + ciclofosfamide	mammario metastatico pretrattato (69%) e non (31%)	153	3,2% CR (risposta completa) 16,3% PR (risposta parziale) 15,7% SD (stabilizzazione) 35,2 %CB (beneficio clinico)	Orlando et al. 2006 (bibl. 189)
29*	metotrexato + ciclofosfamide	mammario metastatico pretrattato (59%) e non (41%)	90	3,4% CR (risposta completa) 16,6% PR (risposta parziale) 22,5% SD (stabilizzazione) 41,5% CB (beneficio clinico)	Colleoni et al. 2006 (bibl. 190)
30	metotrexato + ciclofosfamide	mammario metastatico pretrattato	42	16,7% PR (risposta parziale) 13,3% SD (stabilizzazione) 31% CB (beneficio clinico)	Salem et al. 2008 (bibl.191)
31	metotrexato + ciclofosfamide	mammario metastatico pretrattato	39	51,3% SD (stabilizzazioni)	Gebbia et al. 2012 (bibl. 168)
32	capecitabina+ ciclofosfamide	mammario metastatico pretrattato	60	1,7% CR (risposta completa) 20% PR (risposta parziale)	El-Arab et al. 2012 (bibl. 192)

continua ▶▶▶

	farmaco	cancro	n°pz	risultati	pubblicazione
33	capecitabina + ciclofosfamide	mammario metastatico pretrattato	66	35% SD (stabilizzazione) 56,7% Cb (beneficio clinico) 30,3% OR (risposta obiettiva) 22,7% SD (stabilizzazione) 53% CB (beneficio clinico)	Wang et al. 2012 (bibl. 193)
34*	capecitabina + vinorelbina	mammario metastatico pretrattato (33%) e non (67%)	36	5,5% CR (risposta completa) 27,7% PR (risposta parziale)	Saridaki et al. 2012 (bibl. 194)
35*	capecitabina + vinorelbina	mammario metastatico pretrattato (85%) e non (15%)	31	16,1% OR (risposta obiettiva) 29% SD (stabilizzazione) 58,1% CB (beneficio clinico)	Cazzaniga et al. 2014 (bibl.195)
36	vinorelbina + UFT	mammario metastatico pretrattato	36	36,1% PR (risposta parziale) 19,4% SD (stabilizzazione) 55,5% CB (beneficio clinico)	Anton et al. 2004 (bibl. 196)
37	UFT + ciclofosfamide	mammario metastatico pretrattato (salvo un caso)	20	35% OR (risposta obiettiva) 65% SD	Ogawa et al. 2003 (bibl. 197)

continua ▶▶▶

	farmaco	cancro	n°pz	risultati	pubblicazione
38	UFT + ciclofosfamide	mammario avanzato o ricorrente pretrattato	12	(stabilizzazione) 100% CB (beneficio clinico) 16,6% CR (risposta completa) 16,6% PR (risposta parziale) 16,6% SD (stabilizzazione) 49,8% CB (beneficio clinico)	Watanabe et al. 2004 (bibl. 198)
39**	S1 + irinotecan	colon rettale avanzato non pretrattato	45	2,2% CR (risposta completa) 46,7% PR (risposta parziale)	Ogata et al. 2008 (bibl. 199)
40**	S1 + irinotecan	mammario metastatico e ricorrente non pretrattato	40	2,9% CR (risposta completa) 44,1% PR (risposta parziale) 50% SD (stabilizzazione) 97% CB (beneficio clinico)	Otsuka et al. 2015 (bibl. 200)

Nei primi 25 studi è stato adoperato un solo chemioterapico, mentre negli altri 15 sono stati combinati due chemioterapici. In quasi tutti i chemioterapici adoperati sono per bocca. Solo in tre (25, 29 e 40) si è fatto ricorso a chemioterapici somministrati in vena (il docetaxel e l'irinotecan). I due asterischi accanto al numero contrassegnano le sperimentazioni condotte in cancri che in precedenza non erano stati trattati, per cui la metronomica era la prima linea di trattamento. Dove c'è un solo asterisco solo una parte dei casi non erano stati trattati in precedenza: le percentuali di trattati e non trattati sono indicate tra parentesi.

Lo studio n°13 ha sperimentato la metronomica in adiuvante. In 19 donne con cancro della mammella operabile, dopo l'intervento è stata fatta la terapia adiuvante standard, con chemioterapia ed eventuale radioterapia, che si fa per ridurre il rischio di recidive. A questa si è fatto seguire un anno di metronomica. Gli autori concludono che estendere con un anno di metronomica l'adiuvante standard può essere utile. Lo dicono perché hanno avuto solo 3 ricadute su 19 e i casi selezionati erano di triplo negativo, una forma di mammario che tende a recidivare frequentemente. Nella tabella si parla di verosimile efficacia adiuvante, perché lo studio fornisce indicazioni interessanti, ma non consente di trarre conclusioni certe. Nello studio n°9, di Fedele et al., 13 delle 60 pazienti erano state trattate con capecitabina in regime di chemioterapia convenzionale e hanno risposto allo stesso modo delle altre. Questo trial conferma anche per la capecitabina che il precedente trattamento con lo stesso farmaco somministrato in modo convenzionale non provoca resistenza alla metronomica (capitolo *Le resistenze a un tipo di chemioterapia trascinano resistenze all'altro?*). Lo stesso dato emerge dagli studi n°19, 20 e 21, che sono con la temozolomide nei glioblastomi, situazioni in cui l'assenza di resistenze crociate è ampiamente documentata.

Tre ragioni per considerare positivi i risultati

Tre considerazioni aiutano a capire come mai sarebbe un errore concludere che i 40 studi esaminati indicano che la metronomica è poco efficace.

1) *Dobbiamo tener presente l'efficacia delle terapie standard in quelle stesse patologie.* Non possiamo valutare i risultati della metronomica in assoluto. Dobbiamo confrontarli con i risultati che possiamo ottenere in casi analoghi con la terapia standard, con le altre armi di cui disponiamo. Se facciamo i confronti, la metronomica si difende bene. Ad esempio, nello studio di Mateen et al. [173], il n°12, nel carcinoma epatocellulare avanzato la capecitabina metronomica ha dato il 3,6% di risposte complete, il 21,8% di parziali e 34,5% di stabilizzazioni, con un beneficio clinico complessivo che sfiora il 60% dei casi. La terapia

standard con sorafenib in un classico studio doppio cieco del 2008 non si è dimostrata di molto superiore al placebo (nulla che curasse). Non c'è stata alcuna risposta completa, le risposte parziali si sono attestate intorno al 2% e rispetto al placebo il sorafenib ha allungato di 3 mesi la durata media della vita e il tempo prima della progressione [210].

Facciamo ora un confronto con le chemioterapie standard nel caso del cancro mammario metastatico pretrattato. Prendiamo un classico studio di Jones et al. del 2005, che ha analizzato due chemioterapie standard, una con docetaxel e l'altra con paclitaxel [211]. Con il docetaxel si è ottenuto il 2,2% di risposte complete, il 29,7% di risposte parziali e il 38,2% di stabilizzazioni, con un beneficio clinico del 70,1%. Con il paclitaxel le risposte complete sono state il 5,3%, le parziali il 19,6%, le stabilizzazioni il 39,7% e il beneficio clinico il 64,6%.

Andiamo a guardare ora quali risultati ha dato la metronomica con metotrexato+ciclofosfamide nello studio di Colleoni et al. del 2002, il n°26 [187]. Abbiamo avuto il 3,2% di risposte complete, il 15,8% di parziali, il 12,7 di stabilizzazioni e un beneficio clinico nel 31,7% dei casi. L'efficacia è indubbiamente minore, ma la metronomica non sfigura più di tanto. Considerazioni analoghe possiamo fare andando a guardare altri studi riportati in tabella in cui pure la metronomica è stata sperimentata in mammari metastatici pretrattati. Nelle 20 pazienti dello studio di Ogawa et al., il n°37, la metronomica con UFT+ciclofosfamide ha dato tassi di risposte obiettive e stabilizzazioni leggermente superiori a quelli di docetaxel e paclitaxel nello studio di Jones et al.

Certi confronti non si possono fare con precisione. Ad esempio, la sperimentazione di Jones et al. era su pazienti che erano state trattate con regimi che contenevano antracicline, mentre nello studio di Colleoni et al. le pazienti avevano ricevuto diversi tipi di chemioterapia. C'è da dire poi che abbiamo a che fare con numeri di pazienti diversi. Nello studio di Jones et al. sono 449, 225 trattate con docetaxel e 224 con paclitaxel. Al doppio cieco sul sorafenib hanno partecipato 599 pazienti, di cui 297 hanno preso il sorafenib e 302 il placebo. In ogni caso questi confronti forniscono indicazioni orientative, che ci aiutano a valutare meglio i dati degli studi riportati in tabella.

2) *La maggior parte degli studi sono in casi di malattia pretrattata e avanzata.* Dei 40 studi presenti in tabella solo 5 sono stati condotti in pazienti che non erano già stati trattati: sono contrassegnati con due asterischi accanto al numero. In tre studi, contrassegnati da un asterisco, c'era una parte di pazienti che venivano sottoposti per la prima volta alla terapia.

La metronomica di solito viene sperimentata quando la malattia avanza dopo che altri trattamenti sono falliti. Viene considerata un'ultima spiaggia o, come si dice, una terapia di salvataggio. Quando un cancro ha retto a più terapie e ha preso il sopravvento, è difficile ottenere buoni risultati, con qualsiasi terapia. Abbiamo ormai a che fare con una malattia aggressiva e resistente alle cure. Se confrontiamo gli studi con asterischi con quelli senza, notiamo che nel complesso i primi hanno dato risultati migliori. Dove ci sono gli asterischi troviamo sempre risposte obiettive e quasi sempre un certo numero di risposte complete, rare negli altri studi.

Negli studi in cui si sperimenta la metronomica come prima terapia, di solito si fa perché i pazienti sono in condizioni che controindicano o scoraggiano le terapie standard, che sono più aggressive. Si tratta di pazienti anziani, con cardiopatie, altre patologie o comunque cattive condizioni generali. In questi studi la metronomica ha dato risultati alquanto migliori. A rifletterci però viene il dubbio che avrebbero potuto essere ancora migliori, se i pazienti fossero stati in buone condizioni.

La metronomica, diversamente dalla chemioterapia standard, non va a uccidere direttamente le cellule neoplastiche, ma agisce sull'equilibrio tra organismo e cancro. Tra le sue azioni c'è anche quella di spostare l'equilibrio a favore delle difese immunitarie (capitolo *Come la metronomica interviene nel gioco di immunità e cancro*). Capiamo che ragionevolmente per il successo della metronomica è importante che l'organismo sia in buone condizioni e capace di reagire.

3) *L'obiettivo della metronomica è controllare la malattia.* Può darsi che siamo rimasti delusi vedendo che le risposte obiettive, specie le complete, non sono poi tante. Se questo è accaduto, è perché abbiamo perso di vista la filosofia della cura della metronomica (capitolo *Una nuova filosofia della cura*). Quando siamo nell'ottica della metronomica, prendiamo atto del fatto che il cancro è una malattia cronica e ci proponiamo non di distruggerlo, ma di tenerlo a bada, così che ci ce l'ha possa vivere il più possibile e bene, fare l'esperienza del *cancer without disease*, di cui parlano Folkman e Kalluri.

Se adottiamo l'approccio standard, l'importante è distruggere il più possibile il cancro. Ecco che le terapie standard vengono valutate in base alle risposte obiettive, a quanto si riesce a ridurre le masse tumorali. Solitamente, quando i risultati di una chemioterapia standard vengono riportati sinteticamente, si danno solo le percentuali di OR, di risposte obiettive. Sono quelle che al dunque misurano l'efficacia del trattamento.

Le cose cambiano, se adottiamo l'approccio della metronomica. Le stabilizzazioni diventano molto importanti, sono benvenute, non certo da sottovalutare. Fanno quel lavoro di potatura che immagina Gatenby, paragonando il cancro a un albero che cresce in modo aberrante e crea problemi (capitolo *Una nuova filosofia della cura*). Diversamente da come si fa per le chemioterapie convenzionali, l'efficacia della metronomica andrebbe valutata in termini di CB, di beneficio clinico complessivo.

Forse converrebbe spingersi oltre e riconsiderare il concetto di beneficio clinico. Solitamente ci si limita a fare la somma delle risposte obiettive e delle stabilizzazioni. Ancora una volta ci concentriamo su quanto oggettivamente è esteso il tumore. In realtà ciò che più conta è se la persona va avanti a vivere e sta bene. Perciò risultati come l'eliminazione di un dolore o il recupero delle forze o la ripresa delle normali attività andrebbero considerati, anche se il tumore è leggermente cresciuto.

Comunque sia, se restiamo nel paradigma della metronomica, se non ci lasciamo fuorviare dal paradigma tradizionale, i risultati dei 40 studi della tabella ci appaiono diversamente.

Il problema dei piccoli numeri

I 40 studi riportati nella tabella del capitolo precedente hanno coinvolto complessivamente oltre 1.600 pazienti. Se andiamo a guardare però il numero dei pazienti dei singoli studi, sono alquanto bassi. Si va da uno studio sulla capecitabina nel carcinoma epatocellulare con appena 6 pazienti a quello su metotrexato + ciclofosfamide nel mammario metastatico con 153 pazienti. In media il numero di pazienti di questi studi è circa 41. Come si può vedere dal grafico, ci sono 12 studi con più di 50 pazienti.

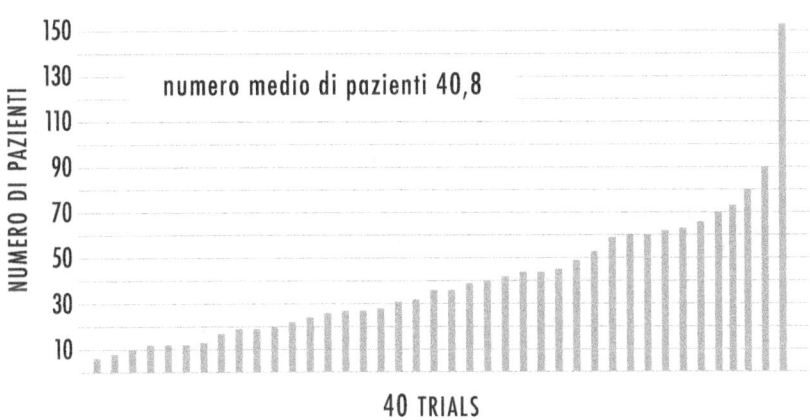

Nella ricerca clinica si è abituati a basarsi su studi più ampi. Quando abbiamo ragionato sui confronti tra metronomica e terapie standard, abbiamo notato che le sperimentazioni di terapie standard prese in considerazione avevano ben altri numeri di pazienti. Nello studio sul sorafenib in totale erano 599 e in quello sul docetaxel e il paclitaxel 449.

Quando verte su più di 50 pazienti, uno studio comincia a essere di peso. Tra i 40 presi in esame ce ne sono 12. C'è anche da dire che alcuni studi sono simili per patologie e farmaci usati e, seppure con prudenza, potrebbero essere considerati assieme.

Resta il fatto che in questi studi sulla metronomica i campioni esaminati non sono molto grandi. Questo può lasciare qualche perplessità. Non siamo più ai case report, dove il risultato può essere legato alle circostanze. Qui dobbiamo ammettere che è l'effetto della terapia. I dati però vanno presi con cautela. Ad esempio, nello studio di Addeo et al. sulla vinorelbina nel mammario metastatico non pretrattato, il n°14, abbiamo il 6,3% di risposte complete. È un ottimo risultato, superiore a quello di chemioterapie standard. Ma fino a che punto il dato è valido?

Siccome lo studio è su 32 pazienti, che ci sia stato un 6,3% di risposte complete significa che 2 pazienti hanno avuto risposte complete. Non abbiamo ragioni sufficienti per escludere che in quei due pazienti non ci fossero altre condizioni che hanno giocato a favore. Se lo studio fosse stato su 400 pazienti, un 6,3% di risposte complete avrebbe avuto ben altro valore. In questo caso avremmo visto risposte complete in ben 25 pazienti e avremmo avuto buoni motivi per escludere fattori favorevoli indipendenti dalla terapia.

Gli studi sulla metronomica sono su piccoli numeri, cosa che può alimentare un certo scetticismo nei confronti di questa terapia. Ma ci aspetta una sorpresa. Non è vero che disponiamo solo di studi su piccoli numeri.

Il problema degli studi comparativi

In medicina prima di arrivare a giudicare valide determinate terapie, tanto da considerarle standard, si fanno indagini comparative. Se la cosa è eticamente accettabile, si confrontano casi trattati con quella terapia con casi non trattati. Si conduce uno studio su due gruppi randomizzati, cioè costruiti in modo tale che non ci siano differenze che possono dar luogo a risultati diversi. Un gruppo poi viene trattato con la terapia in sperimentazione e l'altro con un placebo, un preparato che non contiene farmaci, o non trattato affatto.

Eticamente confronti del genere si possono fare quando non sono disponibili cure di provata efficacia. È quel che si è fatto, ad esempio, nel doppio cieco del 2008 in cui sono stati messi a confronto i risultati ottenuti in 297 pazienti trattati col sorafenib con quelli ottenuti in 302 pazienti che hanno ricevuto un placebo. Entrambi i gruppi erano formati da pazienti in condizioni simili, che avevano un cancro del fegato avanzato, per il quale non c'erano effettive speranze di cura.

Studi che mettono a confronto gruppi trattati e non trattati si fanno anche nel caso di terapie adiuvanti che potrebbero essere omesse. Una terapia adiuvante mira a ridurre il rischio di ricadute dopo un intervento chirurgico. Ci sono situazioni in cui può essere dubbio che valga la pena di farla, per cui lo studio in doppio può essere giustificato sul piano etico.

Altri studi comparativi mettono a confronto gruppi di pazienti trattati con una terapia e gruppi trattati con un'altra. Se introduciamo una terapia nuova che si è rivelata promettente in studi preliminari e abbiamo una terapia già consolidata, faremo uno studio comparativo per vedere se la terapia nuova funziona meglio, peggio o come la vecchia.

Chi è scettico nei riguardi della metronomica spesso lamenta che non ci sono studi comparativi. È un'obiezione seria, ma non è del tutto vera. La ricerca si sta muovendo in questa direzione. Nel 2015 è stato pubblicato uno studio comparativo nel carcinoma squamo-cellulare avanzato della testa e del collo [212]. Di due gruppi randomizzati, uno di 57 pazienti è stato trattato con metronomica e l'altro di 53 pazienti con una chemioterapia convenzionale con cisplatino. La metronomica è risultata superiore.

Di solito nel carcinoma squamo-cellulare avanzato del collo e della testa il cisplatino si usa in combinazione con il 5-fluoruracile e con il cetuximab. Tuttavia ci sono casi in cui si usa solo il chemioterapico per bilanciare benefici e effetti collaterali, dato che il regime in combinazione è pesante da tollerare. Gli autori dello studio comparativo, del Tata Memorial Hospital, di Mumbai in India, osservano che nei paesi più poveri in questi casi si tende a fare chemioterapia senza il cetuximab anche per ragioni economiche, essendo il farmaco costoso. Lo studio comparativo ci fornisce comunque un dato significativo: la metronomica può superare un chemioterapico convenzionale in un confronto controllato.

Come per il problema del numero di pazienti, anche per quello degli studi comparativi ci aspetta una sorpresa. Prima però dobbiamo occuparci del fenomeno della metronomica usata in incognito.

La metronomica senza il nome

Ci sono studi clinici in cui sono stati sperimentati chemioterapici in regime metronomico, senza però inquadrare quella terapia come metronomica. Alcuni erano già stati condotti negli anni '90, prima che nel 2000 nascesse l'idea della metronomica. Abbiamo già ricordato un lavoro del 1998, in cui l'etoposide aveva dato buoni risultati in 61 pazienti con cancro polmonare (capitolo *Una promettente terapia multitarget*).

In quegli anni sono stati pubblicati anche altri studi interessanti, dove in realtà si sperimentavano terapie metronomiche. In un lavoro del 1997 su 55 pazienti con cancro della prostata metastatico l'etoposide metronomico usato assieme a una terapia ormonale aveva dato il 9% di risposte complete e il 18,1% di risposte parziali [213]. L'anno dopo era stato pubblicato uno studio su 30 donne con cancro ovarico resistente alla chemioterapia convenzionale, in cui con il treosulfano somministrato continuativamente a basse dosi 7 pazienti, il 23,3%, avevano goduto di una stabilizzazione della malattia [214]. L'anno dopo ancora la trofosfamide metronomica aveva dato incoraggianti risultati in pazienti con sarcoma metastatico già trattato: 18% di risposte parziali, 53% di stabilizzazioni e 70% circa di beneficio clinico [215].

In Italia negli anni '90 è scoppiato il caso Di Bella. Il metodo Di Bella è una terapia non convenzionale del cancro, che Di Bella praticava da tempo e che in quegli anni è stata sottoposta a sperimentazione del Ministero della Sanità italiano. La sperimentazione è arrivata a concludere che il metodo non era efficace, ma ha suscitato anche critiche e polemiche per come è stata condotta. In Italia ancora oggi c'è dibattito sul metodo Di Bella. Qui il fatto interessante è che nelle terapie praticate da Di Bella si fa uso abitualmente della ciclofosfamide a 50-100 mg al giorno [216, 217, 218].

Il metodo combina diverse sostanze, come l'octreotide, i retinoidi, la vitamina D e i suoi analoghi, la melatonina. Può essere letto come un tentativo pionieristico di fare una terapia multimodale del cancro, agendo contemporaneamente con vari mezzi non aggressivi. C'è sotto una filosofia che in parte ricorda quella della metronomica. Nel dibattito sul metodo l'enfasi è stata messa più sulla combinazione di questi prodotti e sui loro meccanismi. Sta di fatto però che dentro trattamenti multimodali c'era spesso una metronomica.

Nel 2011 Stockler et al. hanno pubblicato uno studio comparativo in donne con cancro mammario avanzato [219]. 109 pazienti sono state trattate con CMF, un regime chemioterapico convenzionale, che combina tre farmaci ed è pesante. A 107 pazienti è stata somministrata la capecitabina in modo convenzionale, a dosi alte e con sospensioni. Ad altre 107 pazienti la capecitabina è stata data a dosi basse e senza sospensioni. Gli autori non parlano di metronomica, ma di capecitabina somministrata continuativamente. Quali sono stati i risultati?

I tre regimi si sono rivelati sovrapponibili. La capecitabina convenzionale e ancor più la metronomica si sono dimostrati però molto meglio tollerati. Con la capecitabina metronomica non ci sono state risposte complete, mentre con gli altri regimi c'è stata una piccola percentuale di risposte complete (3,7% con la capecitabina convenzionale e 0,9% col CMF). In termini di risposte obiettive però la capecitabina metronomica è risultata pari agli altri tipi di trattamento: 19,6% verso il 21,4% e il 17,4%. Sul piano del beneficio clinico capecitabina metronomica e convenzionale si sono attestati a livelli leggermente superiori rispetto al CMF: 49,5% e 48,5% verso 42,1%.

La sorpresa deve ancora arrivare. Ci sono altre sperimentazioni della metronomica senza il nome, ben più significative.

La vasta esperienza clinica giapponese

In Giappone fin dagli anni '80 si usa l'UFT in adiuvante, per ridurre il rischio di ricadute dopo che il tumore è stato asportato chirurgicamente. Questa fuoropirimidina orale infatti, l'UFT, è in commercio in Giappone dal 1984, mentre la fluoropirimidina orale comunemente usata in Occidente, la capecitabina, è arrivata solo nel 2001 (capitolo *Chemioterapici utilizzabili in metronomica per bocca*). In quegli anni l'UFT ha stentato a essere accettato in Occidente e del resto ancora oggi è misconosciuto e poco usato. Così l'esperienza clinica con l'UFT in adiuvante è rimasta essenzialmente confinata all'Oriente.

Con l'UFT in adiuvante i risultati più significativi sono stati ottenuti nel cancro della mammella, del colon e del retto, del polmone e dello stomaco [220]. La cosa interessante è che in realtà il regime adoperato si direbbe metronomico, anche se non si parla di metronomica. Di solito l'UFT viene dato a dosi di 300/400 mg al giorno, continuativamente, salvo brevi interruzioni di una settimana al mese o di due giorni a settimana. Il trattamento adiuvante dura dai 6 mesi ai 2 anni, ma si arriva anche a 3 anni.

L'esperienza clinica giapponese con l'UFT in adiuvante è documentata con studi comparativi e qui i numeri sono tutt'altro che piccoli. Paradossalmente la documentazione più imponente sulla metronomica viene da esperienze non riconosciute come metronomica. In tabella sono riportati studi sul cancro mammario, che complessivamente hanno coinvolto 7.465 pazienti. Anche gli studi sull'UFT in adiuvante negli altri tipi di cancro sono condotti su numeri alti di pazienti.

Nel caso del cancro della mammella l'adiuvante con UFT si è rivelata decisamente utile [221]. Ha dato risultati migliori della sola chirurgia e l'aggiunta dell'UFT alla terapia ormonale con tamoxifene ha prodotto un vantaggio ulteriore. L'adiuvante con UFT portata avanti per 3 anni ha dato risultati superiori a quella con CAF, classico regime chemioterapico che associa tre farmaci. L'UFT da solo o assieme al tamoxifene ha dato risultati pari al CMF, altro classico regime chemioterapico che associa pure tre farmaci. Come notano gli autori dei lavori giapponesi, ovviamente l'adiuvante con UFT si è rivelata molto meglio tollerata, comoda e sicura.

STUDI GIAPPONESI SULL'UFT IN ADIUVANTE NEL MAMMARIO

pubblicazione	lavoro	n° pazienti
Sugimachi et al. 1999 (bibl. 222)	studio comparativo tra donne trattate in adiuvante con mitomicina solo il giorno dell'intervento seguita da tamoxifene per 2 anni e donne trattate con mitomicina solo il giorno dell'intervento seguita da tamoxifene + UFT per 2 anni	594
Ogita et al. 2003 (bibl. 223)	studio comparativo tra donne trattate in adiuvante con mitomicina solo il giorno dell'intervento seguita da tamoxifene e donne trattate con mitomicina solo il giorno dell'intervento seguita da tamoxifene + UFT per 2 anni	765
Kasumi et al. 2003 (bibl. 224)	metanalisi di 5 studi, 2 dei quali confrontano chirurgia da sola con chirurgia + adiuvante con UFT, mentre gli altri 3 confrontano adiuvante con solo tamoxifene e adiuvante con tamoxifene + UFT	1.898

pubblicazione	lavoro	n° pazienti
Noguchi et al. 2005 (bibl. 225)	metanalisi di 6 studi che confrontano chirurgia da sola con chirurgia + trattamento adiuvante, fatto sia con il solo tamoxifene, sia con solo l'UFT, sia con UFT + tamoxifene	2.934
Inaji et al. 2006 (bibl. 226)	confronto tra adiuvante con il regime chemioterapico convenzionale CAF (ciclofosfamide + adriamicina + 5fluoruracile) e adiuvante con 3 anni di tamoxifene + UFT	164
Watanabe et al. 2009 (bibl. 227)	confronto tra adiuvante con il regime chemioterapico convenzionale CMF (ciclofosfamide + metotrexato + 5fluoruracile) e adiuvante con 2 anni di UFT	733
Park et al. 2009 (bibl. 228)	confronto tra adiuvante con il regime chemioterapico convenzionale CMF (ciclofosfamide + metotrexato + 5fluoruracile) e adiuvante con 2 anni di tamoxifene + UFT	377

Nel cancro del colon e del retto l'adiuvante con UFT ha mostrato di essere efficace in vari studi [229, 230, 231, 232]. Il livello di protezione che dà è inferiore a quello del FOLFOX, regime chemioterapico convenzionale comunemente usato, a base di fluoruracile e oxaliplatino. Il livello di protezione però è pari a quello del fluoruracile in infusione, chemioterapia adiuvante pure tradizionalmente usata [233]. Dal momento che è poco tossico, l'UFT può essere usato anche nello stadio II, quando il tumore è meno avanzato, per cui di solito si evita di sottoporre il paziente a una chemioterapia adiuvante [232]. Sempre in considerazione della bassa tossicità viene oggi sperimentato con trattamenti più prolungati [234].

Anche nel cancro del polmone e dello stomaco l'adiuvante con UFT ha mostrato di essere efficace, seppure meno. Dai diversi studi clinici condotti risulta che funziona abbastanza bene quando la malattia è presa in fase iniziale. Nelle forme più avanzate per ridurre il rischio di ricadute occorrono terapie più aggressive [220].

Una terapia per il mantenimento?

Nell'approccio tradizionale alla terapia del cancro, quando si ottiene una risposta, di solito si aspetta, si osserva e si fa un nuovo tentativo di terapia se e quando la malattia riparte. Questo modo di procedere è problematico, perché trascina in una sorta di spirale. Quando la malattia riparte dopo una chemioterapia, le probabilità che risponda a una seconda linea sono più basse e più linee facciamo, più scendono. Spesso poi il paziente finisce per trovarsi in una difficile situazione: alterna periodi di attesa, incertezza e inerzia ad altri di terapie con significativi effetti collaterali. Per i pazienti può essere preferibile gestire attivamente una malattia che prima o poi si ripresenterà aggressiva [235].

Negli ultimi tempi si è fatta strada l'idea che dopo una risposta può essere opportuna una terapia di mantenimento, un trattamento duraturo teso a prevenire le progressioni, giocando d'anticipo. A dire il vero, in ematologia la pratica della terapia di mantenimento c'è da tempo. Si usa in particolare nelle leucemie linfoblastiche acute e nei linfomi non-Hodgkin. Nel caso dei tumori solidi solo di recente si è presa in considerazione la strategia del mantenimento. Ampie sperimentazioni hanno dato buoni risultati nei tumori polmonari avanzati, nei mammari e colon-rettali metastatici [236, 237, 238, 239]. Nel cancro dell'ovaio la terapia di mantenimento si è rivelata ora inefficace, ora efficace, a seconda del tipo di farmaci usati [240, 241, 242, 243, 244].

In questi studi la terapia di mantenimento spesso si fa andando avanti con la stessa chemioterapia, magari a dosi ridotte o passando da un regime con più chemioterapici ad uno con un solo chemioterapico. In altri casi si adotta la strategia di slittare su qualcos'altro (*switch strategy* anziché *continuous strategy*). Si può passare a un chemioterapico che non è stato usato o a una terapia biologica, uno dei farmaci a bersaglio molecolare, di cui oggi disponiamo. Nei tumori polmonari, mammari e del colonretto si sono dimostrate efficaci entrambe le strategie. Nel cancro dell'ovaio invece la strategia di continuare la chemioterapia non ha funzionato, mentre sembra efficace il passaggio a una terapia biologica di mantenimento con il bevacizumab o l'olaparib o il pazopanib.

Questo modo di fare mantenimento ha il problema della tossicità. Gli studi che mettono a confronto pazienti che fanno mantenimento con altri che stanno sotto osservazione concludono abitualmente che la tossicità è maggiore nei primi. Ad esempio, nel lavoro di Zhang et al. sul cancro polmonare avanzato i pazienti in mantenimento avevano diarrea, rash, infezioni, disfunzioni epatiche con un tasso complessivo di tossicità più elevato [236]. Nello studio sul cancro ovarico di Aghajanian et al., in cui si passava al bevacizumab, il 17,4% delle pazienti andava incontro a ipertensione, l'8,5% a proteinuria e 2 su 241 (l'8,3%) trattate con bevacizumab hanno avuto una perforazione gastrointestinale [241]. Così, se da un lato c'è la probabilità di guadagnare in sopravvivenza, dall'altro c'è quella di perdere in qualità della vita.

Un altro inconveniente del mantenimento fatto con chemioterapia tradizionale o con farmaci biologici è il costo elevato. Specie i farmaci biologici sono a volte molto costosi. Il problema si pone nei paesi con minori possibilità economiche, ma sempre più è fonte di interrogativi e perplessità nei paesi più ricchi.

La vasta esperienza giapponese e i risultati ottenuti con la metronomica in adiuvante spingono a pensare che questo tipo di terapia può essere un ottimo candidato per fare mantenimento. Quando abbiamo ottenuto una remissione completa con una chemioterapia, siamo in una situazione simile a quella in cui abbiamo asportato chirurgicamente un tumore. Cellule del cancro sicuramente o quasi nel corpo ci sono ancora, solo che con i mezzi che adoperiamo non riusciamo a vederle. Se la remissione è parziale, la situazione somiglia a quelle, che pure si verificano, in cui non si riesce ad asportare del tutto il tumore.

Razionalmente, se una metronomica funziona bene in adiuvante, dovrebbe funzionare anche come mantenimento, specie dopo una remissione completa. D'altra parte la metronomica ha il vantaggio di essere ben tollerata, comoda se somministrata per bocca e non dispendiosa. Ma che dice l'esperienza clinica? La metronomica come mantenimento è stata sperimentata in pochi studi, condotti su pochi pazienti e non comparativi, che non hanno messo a confronto casi trattati con mantenimento e altri non trattati [245, 246, 247, 248]. Sono studi che non ci danno indicazioni, salvo confermare che la terapia è agevole e ben tollerata. Altri studi, a volte citati come sperimentazioni di terapie metronomiche di mantenimento, adoperano in realtà chemioterapie dose-dense (capitolo *Qual è la differenza tra metronomica e chemioterapia "dose-dense"?*). Ad esempio, in un paio di questi studi nel polmonare si usa il paclitaxel a 70 mg/m2 a settimana, un chemioterapico che in metronomica viene somministrato a dosaggi decisamente più bassi (capitolo *Chemioterapici utilizzati in metronomica per infusione*).

Gli studi sulla metronomica come mantenimento sono pochi e non significativi. C'è però un'ampia sperimentazione nel colon-rettale in cui è stata adoperata la capecitabina a dosaggi metronomici: lo studio di fase III CAIRO3 [249]. 558 pazienti, dopo il trattamento con chemioterapia, sono stati divisi in due gruppi. In uno ci si è limitati all'osservazione, nell'altro si è fatta una terapia di mantenimento con capecitabina a basso dosaggio (625 mg/m^2 al giorno), somministrata continuativamente, combinata con bevacizumab. Il mantenimento si è rivelato utile e ha allungato la sopravvivenza in modo evidente, specie nei casi in cui il tumore primitivo era stato asportato e c'erano metastasi sincrone.

Il CAIRO3 però è un altro esempio di metronomica senza il nome. La capecitabina è usata in regime chiaramente metronomico e combinata con un agente biologico che spesso si associa nelle sperimentazioni della metronomica. Non si parla però di metronomica.

La metronomica combinata con farmaci riposizionati

I farmaci riposizionati, detti anche riproposti o di slittata indicazione (*indication switch*) sono farmaci usati per altre patologie o usati in passato per altre patologie e abbandonati, che vengono ripresi e usati per curare il cancro. Come spiegano Dueñas-González e colleghi in una rassegna del 2008 [250], diverse ragioni spingono oggi a far ricerca sui farmaci riposizionati.

Siamo passati dall'era citotossica all'era biomolecolare. La ricerca tradizionale puntava a trovare mezzi per uccidere le cellule neoplastiche, considerate banalmente come cellule che si riproducono. Oggi conosciamo molto meglio gli intricati processi biochimici che avvengono in un cancro e nelle vicinanze e gli aspetti genetici e molecolari. La ricerca così si orienta verso farmaci in grado di agire a questo livello, farmaci che hanno specifici target molecolari e biochimici.

I grandi sforzi che si stanno facendo per trovare nuovi farmaci capaci di agire su specifici target biomolecolari sono deludenti. Molti nuovi farmaci sperimentati si rivelano fallimentari e quelli che funzionano per lo più danno scarsi benefici. A questo si aggiunge il fatto che i nuovi farmaci sono in genere costosi. Occorre anche un grande lavoro per farli approvare dagli organismi preposti, un lavoro di sperimentazione che espone anche a rischio i pazienti, dato che non conosciamo in partenza gli effetti collaterali e le complicazioni che possono dare.

Così i nuovi farmaci biomolecolari rappresentano un campo in cui investono le grandi aziende farmaceutiche e dove gli interessi commerciali tendono a prevalere su quelli scientifici. Il lavoro di esplorare umilmente i farmaci che esistono già per vedere se alcuni di questi non possano essere utili nella cura del cancro è sicuramente un'attività più scientifica che commerciale. Ci sono anche aziende farmaceutiche interessate a questo, che possono supportare questa ricerca.

Mettere a frutto il grande patrimonio di farmaci di cui disponiamo e tirar fuori da questo patrimonio prodotti che nella cura del cancro possono essere utili, magari opportunamente modificati, è sicuramente un modo efficiente di procedere. L'articolo di Dueñas-González e colleghi s'intitola *The prince and the pauper. A tale of anticancer targeted agents*. Comincia col titolo del romanzo di Mark Twain, *Il principe e il povero*. Come scrivono gli autori, occorre prendere coscienza che non ci sono solo farmaci principi, ma anche farmaci poveri. Come nel racconto di Mark Twain un povero può fare altrettanto bene di un principe, anche se la società lo considera inferiore. In quest'ottica la vicenda dei farmaci riposizionati ricorda quella della metronomica, altro povero della cura del cancro.

I farmaci riposizionati sono molti e continuano a crescere. Molto usato in combinazione con la metronomica è il celecoxib. Questo farmaco è comunemente usato come antinfiammatorio e analgesico. È un inibitore di COX-2, recettore che può essere presente nelle cellule del cancro e la cui presenza è collegata a maggiore aggressività della malattia.

Gli studi preclinici indicano che l'inibizione di COX-2 tende a frenare la crescita e la tendenza a invadere dei tumori. Fatto interessante, inibendo COX-2 si inibisce anche l'angiogenesi [251, 252], in quanto processi biochimici che passano per questo recettore stimolano VEGF, MMPs e altri attivatori della produzione di nuovi vasi (capitolo *L'angiogenesi tumorale*). Altro fatto interessante, l'inibizione di COX-2 sembra favorire le difese immunitarie a scapito del cancro [253], specie l'azione dei *Natural Killer*, i linfociti che fanno da prima linea di difesa (capitolo *Come la metronomica interviene nel gioco di immunità e cancro*).

L'azione sull'angiogenesi e sull'equilibrio immunità cancro sono interessanti se pensiamo a una combinazione con la metronomica. Le cose però non sono così semplici, perché, quando introduciamo cambiamenti biochimici, sono in genere possibili vie alternative, grazie alle quali il cancro riesce lo stesso a comportarsi come prima o quasi. Le vie biochimiche che blocchiamo inibendo COX-2 passano in buona parte per le prostaglandine. Conosciamo vie alternative che passano per i leucotrieni e che possiamo bloccare inibendo un altro recettore, 5-LOX, cosa che si può fare con altri farmaci o con integratori, ma è una strategia tutta da sperimentare.

A complicare le cose c'è il fatto che, andando a misurare VEGF nel sangue durante il trattamento con celecoxib, si è visto che inizialmente i valori scendono, per risalire in un secondo tempo [254]. Un fatto da spiegare. In ogni caso ci sono studi interessanti dai quali risulta che il trattamento con celecoxib prima di asportare chirurgicamente un tumore gastrico fa ridurre i vasi al suo interno e diminuisce anche la sua tendenza a invadere [255, 256, 257]. Una dimostrazione che il celecoxib effettivamente ha certe azioni favorevoli, almeno nel breve periodo.

Ci sono diversi studi clinici che combinano il celecoxib con chemioterapie convenzionali in vari tumori e, nel mammario, con terapie ormonali, con gli inibitori dell'aromatasi in particolare. Gli studi che combinano metronomica e celecoxib hanno dato risultati contrastanti. In alcuni casi il trattamento si è rivelato soddisfacente o promettente [258, 259, 260, 261, 262]. In qualche caso invece la combinazione è risultata deludente [263].

Nell'uso del celecoxib c'è da tener presente il rischio di ulcere gastrointestinali e di danni cardiovascolari. Gli studi popolazione suggeriscono che le percentuali di rischio sono basse. Le percentuali di ulcerazioni in alcuni studi sono pari a quelle di persone che assumevano un placebo, in altri sono risultate leggermente superiori. Anche gli studi sui danni cardiovascolari non sempre hanno dimostrato un aumento di rischio e questo sembra esserci soprattutto nelle persone che già hanno un rischio di base o patologie cardiovascolari preesistenti. Comunque è opportuno tener presente questa evenienza, sia nella scelta terapeutica, sia nei controlli in corso di terapia.

Cortisonici, farmaci adoperati nelle allergie, nelle artriti e in altre malattie, sono stati combinati alla metronomica nel cancro della prostata, con risultati abbastanza soddisfacenti [264, 265, 266]. Nelle sperimentazioni la metronomica viene combinata anche con la talidomide o con un suo derivato, la lenalidomide. La talidomide, introdotta intorno alla metà del Novecento come sedativo, è stato ritirato dal commercio perché, somministrato a donne gravide, provocava gravi danni ai piccoli. Ha un'azione antiangiogenetica, che può risultare interessante in un trattamento metronomico. Anche qui i risultati ottenuti sono contraddittori. Colleoni e colleghi hanno messo a confronto pazienti trattate con metronomica a base di ciclofosfamide e metotrexato con pazienti nelle quali a questo regime veniva aggiunta la talidomide [190]. L'aggiunta non migliorava i risultati. Va detto anche che la talidomide è alquanto tossica, cosa che emerge anche dallo studio di Colleoni e colleghi.

La metronomica combinata con terapie ormonali

Nel cancro della prostata e nel cancro della mammella la metronomica è stata usata in combinazione con terapie ormonali. Nel caso del cancro della mammella c'è a volte una certa riluttanza ad associare terapie ormonali e chemioterapici. Nel 2000 Albain e colleghi hanno lanciato un allarme, riportando che l'aggiunta del tamoxifene, classica terapia ormonale, al CAF, classico regime chemioterapico, peggiorava i risultati [267]. Sembrava ci fosse un'interazione negativa tra i due tipi di terapia, invece di sommarsi e potenziarsi a vicenda, l'una ostacolava l'altra.

Tra alcuni oncologi circola una teoria, secondo la quale le terapie ormonali rendono le cellule del cancro meno sensibili ai chemioterapici. Lo farebbero perché rallentano la riproduzione di queste cellule, mentre i chemioterapici colpiscono proprio le cellule che si stanno riproducendo. A prima vista la teoria sembra sensata, solo che non tiene conto della complessità di certe interazioni.

Gli studi preclinici hanno mostrato che intervengono processi biochimici che possono portare al potenziamento reciproco o meno, a seconda dei casi. Ad esempio, la terapia ormonale con tamoxifene favorisce l'azione del 5-fluoruracile e delle fluoropirimidine, come la capecitabina e l'UFT [268, 269]. Non sembra favorire invece l'azione della doxorubicina. Il fulvestrant, altro farmaco usato nella terapia ormonale, potenzia l'azione di vari chemioterapici, tra cui anche la doxorubicina.

Gli studi clinici hanno confermato che non si può generalizzare e tra l'altro hanno anche smentito l'interazione negativa tra tamoxifene e CAF [270]. In ogni caso la metronomica è una terapia diversa dalla chemioterapia, che agisce per vie diverse. Perciò non possiamo trasferire alla combinazione di metronomica e ormonoterapia ciò che sappiamo circa la combinazione di chemioterapia convenzionale e ormonoterapia nel cancro mammario.

In alcune sperimentazioni cliniche la metronomica con ciclofosfamide combinata con il letrozolo, farmaco ormonale del gruppo degli inibitori dell'aromatasi, è risultata attiva [271, 272]. Incoraggianti risultati sono stati ottenuti anche combinando la metronomica con il fulvestrant [273, 274, 275]. Come al solito i numeri sono piccoli. Sono in corso trials che sperimentano combinazioni analoghe. Ma non dimentichiamo la vasta esperienza giapponese con UFT e tamoxifene (vedi capitolo *La vasta esperienza clinica giapponese*). Peraltro nell'esperienza giapponese l'UFT è stato sperimentato anche con altri farmaci ormonali [276].

La metronomica combinata con terapie a bersaglio molecolare

Uno dei modi in cui la metronomica agisce è bloccando l'angiogenesi (capitolo *Come la metronomica blocca l'angiogenesi*). Sembra ragionevole perciò che possa risultare più efficace se la combiniamo con farmaci in grado di bloccare per altre vie l'angiogenesi. Sulla scorta degli studi pionieristici di Folkman sono stati scoperti vari farmaci a bersaglio molecolare che inibiscono l'angiogenesi. Comunemente usato nella terapia di vari tipi di cancro è il bevacizumab, un anticorpo che blocca VEGF, importante attivatore dell'angiogenesi.

Nel 2000, agli inizi della storia della metronomica, era uscito uno studio preclinico che portava prove a sostegno dell'idea di associare metronomica e inibitori dell'angiogenesi e in cui venivano usati proprio anticorpi anti-VEGF [277]. Su cellule di neuroblastoma la combinazione di metronomica e anticorpi, confrontata con la sola metronomica, aveva un effetto superiore che si manteneva più a lungo nel tempo.

Ci sono alcuni studi clinici in cui la combinazione di metronomica e bevacizumab è stata sperimenta. Risultati incoraggianti sono stati ottenuti nel cancro ovarico, con remissioni complete e con significativo beneficio clinico (nel 65-73% dei casi) in pazienti pesantemente pretrattate [278, 279, 280, 281]. Anche se le pazienti coinvolte in queste sperimentazioni sono poche (si va da 2 a 66), i risultati sono incoraggianti, dato che la malattia era avanti, c'erano già stati diversi trattamenti e il cancro ovarico non è tra i più facili da trattare.

La combinazione si è rivelata abbastanza efficace anche in studi nel mammario metastatico [282, 283, 284]. Anche qui ci sono state alcune risposte complete e il beneficio clinico si è attestato a percentuali alte (tra il 53% e il 75%). I numeri sono sempre piccoli: si va da 13 a 46 pazienti.

Oltre che assieme al bevacizumab, la metronomica è stata sperimentata in combinazione con altri farmaci a bersaglio molecolare: pazopanib, sorafenib, gefitinib, veliparib, vandetanib. In questi studi i tumori sono di vario tipo e i risultati a volte sono stati deludenti, in altri casi promettenti.

L'associazione con farmaci a bersaglio molecolare ha limiti di tossicità, costo e fattibilità. I farmaci a bersaglio molecolare sono in genere tossici. Il bevacizumab, che è tra i meno tossici, dà con una certa frequenza ipertensione e altri effetti collaterali. Espone poi al rischio di complicanze, che possono anche rivelarsi fatali, soprattutto perforazioni gastrointestinali e emorragie. Gli autori delle sperimentazioni del bevacizumab in combinazione con la metronomica solitamente concludono che la terapia è ben tollerata o poco tossica. Dobbiamo però tener presente che questi studi sono su piccoli numeri, per cui non possono darci indicazioni sui rischi reali.

La tossicità dei farmaci a bersaglio molecolare fa perdere uno dei principali vantaggi della metronomica: il fatto che è ben tollerata e sicura. Questo non significa che l'associazione va evitata, ma solo che prima di optare per associazioni del genere conviene fare un attento calcolo costi-benefici. Ad esempio, in situazioni come quelle degli studi condotti nel cancro ovarico pretrattato, la scelta di aggiungere alla metronomica il bevacizumab è ragionevole. Dove però la metronomica da sola può funzionare non è il caso di esagerare. Questo modo di procedere è in linea con la filosofia della metronomica, tesa a contenere, non ad aggredire.

L'aggiunta dei farmaci a bersaglio molecolare fa salire i costi del trattamento. Ad esempio, le fiale di bevacizumab, se somministrate ogni 15 giorni a una persona di 60 kg, hanno un costo che si aggira intorno ai 4.000 euro mensili. La ciclofosfamide, farmaco sperimentato in metronomica assieme al bevacizumab, ha un costo mensile inferiore ai 10 euro.

Il problema della fattibilità c'è perché i farmaci a bersaglio molecolare sono approvati dagli organismi istituzionali competenti per ben precise condizioni patologiche. Le approvazioni non tengono conto dell'uso in combinazione con la metronomica. Così aggiungere un farmaco a bersaglio molecolare diviene possibile solo se per quel tipo di tumore è approvato o all'interno di una sperimentazione clinica a scopo di ricerca. Problemi di fattibilità possono esserci anche con un farmaco come il bevacizumab, che ha un raggio abbastanza vasto di condizioni in cui è formalmente utilizzabile. Ad esempio, negli Stati Uniti l'FDA nel 2008 aveva concesso un'approvazione provvisoria per l'uso del bevacizumab nel mammario. Nel 2011 però l'approvazione è stata ritirata in considerazione del fatto che i modesti benefici non compensavano i gravi rischi.

La metronomica assieme all'immunoterapia

Uno dei modi in cui la metronomica agisce è spostando l'equilibrio immunità-cancro a favore delle difese dell'organismo (capitolo *Come la metronomica interviene nel gioco di immunità e cancro*). È ragionevole perciò pensare che può essere utile combinare metronomica e immunoterapia. Queste sono terapie tese a modulare la risposta immunitaria al cancro, cercando di conservare l'immunosorveglianza, che il tumore trasforma in equilibrio e poi in fuga dalle difese immunitarie (capitolo *Immunità e cancro*).

In alcuni studi la metronomica è stata sperimentata assieme a vaccini o a virus oncolitici. I vaccini contengono specifici antigeni, molecole capaci di stimolare il sistema immunitario ad attaccare le cellule del cancro. Si possono produrre sinteticamente o ricavare dalle cellule del cancro del paziente o di altri pazienti. Possono avere anche cellule dendritiche, che presentano gli antigeni, o linfociti prelevati dal tumore stesso. I virus oncolitici sono invece virus che attaccano le cellule del cancro e le distruggono. Vengono iniettati nella sede del tumore e, oltre a distruggere una quota di cellule, hanno il vantaggio di mettere in circolo detriti tumorali, che stimolano la risposta immunitaria contro il cancro.

Iniezioni intratumorali di virus oncolitici sono state sperimentate assieme alla metronomica in vari tipi di tumori solidi [285, 286]. Altri studi hanno sperimentato vaccini combinati con la metronomica nel mammario metastatico e nel melanoma [287, 288]. I risultati sono interessanti, dato che le risposte sembrano migliori rispetto a quelle che si ottengono con la sola immunoterapia o con altre terapie. I numeri però, come al solito, sono piccoli: si va da 17 a 43 pazienti. I confronti poi non sono sistematici.

In un lavoro sul carcinoma renale, condotto su 45 pazienti, la metronomica è stata combinata con l'interferone alfa, proteina normalmente prodotta dal nostro organismo in piccole quantità e che è in grado di stimolare le difese immunitarie contro il cancro [289]. I risultati sono stati soddisfacenti, visto il tipo di patologia, con un 36% di risposte obiettive e 76% di beneficio clinico. Lo schema però combinava diversi farmaci e l'obiettivo principale era ridurre l'infiammazione associata al tumore. Spesso infatti l'infiammazione favorisce lo sviluppo e la progressione dei tumori.

Le terapie immunitarie sperimentate in questi studi hanno problemi di fattibilità, dato che vaccini, virus oncolitici e altri agenti immunitari sono sperimentali o il loro uso è consentito solo in particolari casi. Richiedono anche che il paziente venga seguito in ambiente specializzato. Volendo combinare metronomica e immunoterapia c'è però un'opportunità molto più alla nostra portata. Per scoprirla dobbiamo tornare alla vasta esperienza clinica giapponese.

Il PSK è un immunomodulatore o, come si dice, un BRM, *Biological Response Modifier* (capitolo *Terapie integrative che possono aiutare*). In Giappone è da lungo tempo adoperato e registrato come farmaco antineoplastico, il Krestin. È un estratto di funghi, del Coriolus versicolor, e proviene dalla medicina tradizionale, come altri estratti di funghi che pure sembra agiscano sul sistema immunitario, come il PSP o l'AHCC. Nei paesi occidentali questi estratti di funghi, compreso il PSK, sono commercializzati come integratori. L'estrazione del PSK dal *Coriolus versicolor* richiede una tecnica piuttosto sofisticata, per cui il farmaco registrato offre più garanzie.

Il PSK è un polissacaride legato a proteine e molti studi (preclinici, ma anche clinici) suggeriscono che ha una serie di azioni sul sistema immunitario potenzialmente utili nel controllo del cancro [290, 291]. Ad esempio, tende a ripristinare le difese immunitarie compromesse da un'infezione, dallo stress di un intervento chirurgico o dal tumore. Per fare un altro esempio, fa aumentare nel tumore e attiva le cellule dendritiche, quelle cellule che avviano le reazioni di difesa immunitaria e che il tumore fa diminuire o corrompe (capitolo *Immunità e cancro*).

Il PSK, diversamente da altri polissaccaridi estratti da funghi, sembra anche contrastare le metastasi. Negli studi preclinici mostra anche azioni antitumorali dirette, ma queste forse non sono rilevanti in clinica, dato che richiedono un contatto diretto tra le cellule neoplastiche e le molecole di polisaccaridi. Fatto interessante, il PSK protegge anche midollo e fegato dai danni dei chemioterapici.

Estesi studi clinici, su diverse migliaia di pazienti, hanno mostrato che l'aggiunta del PSK alla chemioterapia tende a migliorare i risultati, specie in adiuvante, nel gastrico, nel colon-rettale e nel mammario [292, 293, 294]. Si parla di immunochemioterapia. Nel caso del cancro mammario il PSK è usato anche assieme alla terapia ormonale, oltre che alla chemioterapia, e si parla di immunochemoendocrinoterapia.

Nell'esperienza giapponese con l'UFT in adiuvante (capitolo *La vasta esperienza clinica giapponese*) il PSK viene spesso aggiunto al chemioterapico somministrato continuativamente a basso dosaggio. I risultati sono nel complesso buoni. Nel caso del colon-rettale l'aggiunta del PSK all'UFT somministrato continuativamente a basso dosaggio per lungo tempo ha portato il livello di prevenzione delle ricadute vicino a quello di un regime chemioterapico come il FOLFOX, cosa che ha fatto discutere [295, 296, 297]. Il PSK è sostanzialmente privo di effetti collaterali, per cui il trattamento adiuvante con UFT e PSK ha il vantaggio di essere ben tollerato.

Il PSK sembra particolarmente attivo nelle persone con caratteristiche genetiche per cui esprimono nei leucociti l'antigene HLA-B40 [298, 299]. L'immunochemioterapia con PSK + UFT sembra più efficace in chi esprime HLA-B54 [300]. Questo antigene è più frequentemente espresso negli asiatici, ma nel complesso gli studi clinici suggeriscono che l'efficacia è sostanzialmente la stessa anche nelle popolazioni occidentali. Determinare gli antigeni HLA può comunque darci indicazioni al momento di aggiungere il PSK al trattamento: la presenza del B40 e/o del B54 conforta la scelta.

Il PSK non dà solitamente effetti collaterali e si assume comodamente per bocca. Sembra proprio che potenzi le difese immunitarie e intervenga a favore dell'organismo nel complicato gioco di cancro e immunità. Ecco che ci appare una buona risorsa per tentare di rendere più efficace un trattamento metronomico.

Metronomica e trattamenti locali

La metronomica è stata sperimentata in combinazione con la radioterapia. Addeo e colleghi in 36 pazienti con metastasi cerebrali di cancro mammario hanno fatto ricorso alla radioterapia combinata con uno schema metronomico a base di temozolomide e vinorelbina [301]. Il trattamento è risultato complessivamente ben tollerato ed efficace.

Più che la radioterapia, sono i trattamenti locali minimamente invasivi a offrire una prospettiva interessante. Sono quei trattamenti fisici di cui oggi disponiamo, che distruggono il tumore limitando il più possibile i danni all'organismo. Ad esempio, nel caso dei tumori e delle metastasi cerebrali, la laserterapia rispetto alla radioterapia presenta il vantaggio di limitare la distruzione al tumore, andando al più qualche millimetro in là. Può essere utilizzata per lesioni fino a 3 cm circa.

Oggi disponiamo di diversi trattamenti minimamente invasivi: laserterapia, fotodinamica, radiofrequenza, crioterapia, alcoolizzazione, chirurgia minimamente invasiva, chemoembolizzazione, chemioterapia intrarteriosa e intratumorale. Questi trattamenti sono particolarmente interessanti quando possono essere ripetuti nel tempo, cosa che dipende sia dal tipo di trattamento, sia dalla sede. Come mai?

Lo afferriamo se consideriamo il tumore eterogeneo e dinamico, come di fatto è. Quando andiamo a distruggere un tumore con un trattamento fisico, difficilmente distruggiamo tutto. Ci sarà una parte di cellule che resteranno, magari perché si trovano alla periferia del trattamento o perché sono in grado di resistere a quel trattamento fisico.

La metronomica d'altra parte riesce a controllare un certo numero di cellule neoplastiche in una massa tumorale, quelle che hanno bisogno dell'angiogenesi o che vengono colte di sorpresa da un'immunità che funziona. Ci saranno però cellule che sfuggono al controllo metronomico. Ecco che si profila l'ipotesi di una combinazione attraente.

Immaginiamo di avere un tumore in una sede. Con la metronomica teniamo sotto controllo una parte delle cellule. Ce ne sono però che sfuggono al controllo. Queste dopo un certo tempo formeranno una massa. A questo punto interveniamo con un trattamento locale e distruggiamo le cellule sfuggite al controllo. Non le distruggeremo tutte, ne resteranno alcune, che cercheremo di controllare con la metronomica. Fatto interessante, ogni volta che distruggiamo il tumore sfuggito al controllo, pratichiamo una vaccinazione. Andranno infatti in circolazione detriti del tumore, scoperti, riconoscibili dal sistema immunitario.

Teoricamente andando avanti con la metronomica e ripetendo periodicamente trattamenti locali, possiamo immaginare di tenere a lungo in riga un tumore, il che rientra nella filosofia della cura che ha ispirato la metronomica (capitolo *Una nuova filosofia della cura*). Allo stato attuale questa strategia di cura non sempre è praticabile. Ci sono però sedi in cui si può praticare agevolmente. Forse conviene cominciare a sperimentarla.

Sviluppo economico e sostenibilità

Le cure del cancro sono sempre più costose. Con le nuove terapie facciamo passi avanti nella gestione di questa malattia. Tuttavia, almeno nel caso dei cancri metastatici, siamo lontani da trattamenti risolutivi. I passi avanti che facciamo spesso sono modesti e sproporzionati all'aumento dei costi.

L'oncologa statunitense Deborah Schrag ha posto chiaramente la questione in un articolo del 2004 dal titolo eloquente: *The price tag on progress*, "il cartellino del prezzo sui progressi" [302]. La Schrag riporta i dati delle terapie del cancro metastatico del colon e del retto. Senza chemioterapia la sopravvivenza media è di 8 mesi. Il fluoruracile l'ha portata a 12 mesi. Dal 2002 i nuovi regimi di combinazione (il FOLFOX e il FOLFIRI) l'hanno quasi raddoppiata. Con l'arrivo dei farmaci a bersaglio molecolare, bevacizumab e cetuximab, la sopravvivenza si è allungata ulteriormente, oltre i due anni. Ma che cosa è accaduto dei prezzi?

Schrag nota che i pazienti restano sconcertati quando vengono informati sui prezzi. Il costo di 8 settimane di cura, stando ai dati del 2004, era passato dai 63 dollari del fluoruracile ai 9.000-12.000

del FOLFIRI e del FOLFOX, ai 21.000-30.000 dei regimi con bevacizumab e cetuximab.

Il problema è serio: da un lato ci sono ragioni etiche che spingono a non negare un probabile allungamento della sopravvivenza, dall'altro c'è un problema di sostenibilità. Dal momento che le cure non sono risolutive, facciamo crescere la spesa in maniera esponenziale per allungare la vita dei pazienti. A un certo punto rischiamo di non avere più denaro per le cure e per la ricerca. Le case farmaceutiche giustificano gli alti prezzi proprio in nome della ricerca che sta dietro ai nuovi farmaci. Andando avanti così però potremmo trovarci nella condizione di non riuscire più a finanziare quella ricerca.

Il problema è aggravato dal fatto che il cancro nel mondo è in aumento. L'Organizzazione Mondiale della Sanità col World Cancer Report del 2014 ha gettato l'allarme: si stima che in vent'anni l'incidenza del cancro nel mondo passerà da circa 14 milioni l'anno a 22 milioni di casi l'anno.

È un dilemma, per il quale occorrerebbe trovare una via di uscita. Possiamo pensare che cavalcando un significativo sviluppo economico riusciremo a risolvere il problema. In realtà però le economie dei paesi avanzati sono in una fase di rallentamento e probabilmente ci sono ragioni strutturali per cui non avranno le crescite impressionanti del passato. Forse occorre trovare altre vie d'uscita.

Nei paesi meno avanzati e in via di sviluppo il problema della sostenibilità si pone in altri termini. Nicolas André e colleghi notano che il 72% delle morti per cancro si verificano nei paesi meno avanzati e in via di sviluppo [303]. Eppure in questi paesi c'è un'incidenza di cancro più bassa che nei paesi ad alto sviluppo. Evidentemente chi si ammala di cancro in quei paesi ha un'alta probabilità di morire in tempi brevi.

Le ragioni sono in ultima analisi economiche. Il costo di certi farmaci è proibitivo. Spesso è difficile anche accedere a cure che richiedono un'organizzazione di tipo ospedaliero o semplicemente spostarsi per raggiungere un centro dove ci sono specialisti che possono seguire chi sta male. Anche qui si pone un dilemma dai risvolti etici. Andiamo avanti a spendere sempre di più per curare malati di cancro dei paesi più avanzati e lasciamo che in buona parte del mondo chi si ammala di cancro sia privo o quasi di speranze?

Una via per tentare di affrontare i problemi di sostenibilità può essere adottare nuovi modelli di ricerca e di cura. Proprio il fatto che negli ultimi anni la ricerca biologica ci ritrae il cancro diversamente offre lo spunto per immaginare strade percorribili. Sappiamo ormai che la vecchia idea del cancro come un insieme di cellule impazzite da uccidere con un "proiettile magico" è falsa. Una volta presa coscienza di questo, prende corpo quella nuova filosofia della cura che la metronomica segue: considerare il cancro una malattia cronica e puntare a gestirlo in modo da vivere a lungo e bene, senza necessariamente annientarlo.

Spostare la ricerca nella direzione della nuova filosofia della cura potrebbe farci trovare modi meno costosi di curare il cancro. La metronomica ne è un esempio, ma altri stanno già comparendo e altri possiamo trovarne. La ragione principale per cui questa filosofia produce cure meno costose è che la ricerca che c'è sotto non è centrata sulla scoperta di nuovi miracolosi rimedi. Si concentra sulla conoscenza biologica del cancro e sulle sue applicazioni. Questo genere di ricerca può essere fatto, più che per vendere prodotti, a fini scientifici. Se questo avviene, la ricerca sul cancro si fa economicamente più sostenibile. Metronomica e farmaci riposizionati sono frutto di ricerche biologiche e delle loro applicazioni e offrono modi poco costosi di curare il cancro.

Perplessità e prospettive

André, Carré e Pasquier osservano che sulla metronomica c'è scetticismo [208]. In effetti capita che gli oncologi non la considerino tra le opzioni possibili, come parte del bagaglio di mezzi a disposizione o che, pur accettandola in via di principio, non la usino in casi in cui potrebbero farlo. Come mai?

La filosofia della cura alla base della metronomica, anche se attuale e scientificamente fondata, non sempre è condivisa. Domina il paradigma del *more is better*, anziché quello del *less is more*. Si tende a pensare che di fronte a un cancro la cosa migliore è essere aggressivi, non solo quando la malattia progredisce minacciosamente, ma anche se appena si affaccia. D'altra parte si stenta ad accettare l'idea che, pur essendo aggressivi, comunque la malattia sarà cronica. Questo anche nel cancro metastatico che è evidentemente cronico. Spesso medici e pazienti tendono a concordare su questo punto.

Non rendersi chiaramente conto che un cancro metastatico è una malattia cronica significa commettere un evidente errore di ragionamento. Non c'è da meravigliarsi, dato che la nostra mente è normalmente soggetta a errori di ragionamento. In questo caso possono intervenire vari fattori a distorcere il pensiero, a cominciare dal fatto che accettare la cronicità della malattia sembra un arrendersi per arrivare alla comune tendenza a pensare in positivo, trascurando il peso dei fatti negativi della vita.

Una terapia come la metronomica mette in crisi il modo abituale di comportarsi dei medici e degli oncologi in particolare. Questi sono abituati a disporre di protocolli precisi e diffusamente accettati. Averli li rende sicuri nelle loro scelte e forti nei confronti dei pazienti, ai quali possono dire: "Si fa così". La metronomica non offre simili protocolli. Richiede di scegliere caso per caso, muovendosi in un terreno poco esplorato.

Accettare una terapia non ancorata a rigidi protocolli significa cambiare il modo di rapportarsi al paziente. Il medico non può più trincerarsi dietro la regola, ma è costretto a dialogare e discutere col paziente esplicitando anche tutte le incertezze e i limiti che la medicina ha.

La metronomica ha dei limiti dovuti al fatto che spesso non è formalmente riconosciuta e che l'uso di certi farmaci in quel modo non è ufficialmente approvato. L'oncologo si trova così a fare prescrizioni insolite. A volte, come nel caso della combinazione con farmaci a bersaglio molecolare, viene a trovarsi proprio con le mani legate.

Probabilmente lo scetticismo che circonda la metronomica è legato anche al fatto che è poco conosciuta. A volte non si sa come agisce e si confonde con una chemioterapia tradizionale, giudicandola semplicemente più debole e di ripiego. Altre volte non si hanno idee chiare sulle combinazioni fattibili con farmaci riposizionati o con terapie ormonali. Abitualmente si ignora la vasta esperienza clinica della metronomica senza il nome, per cui questa terapia viene liquidata come non fondata su studi abbastanza ampi.

È pur vero che la metronomica, com'è oggi, ha dei limiti. Avremmo bisogno di studi approfonditi su ciò che accade in un tumore. Dovremmo anche avere mezzi, marcatori per seguire l'evoluzione biomolecolare di un tumore. Così potremmo gestire una terapia come la metronomica adattandola alla configurazione che un dato tumore ha in un dato momento. Abbiamo bisogno di questi studi perché la logica della metronomica non può essere quella che detta i protocolli della chemioterapia standard.

La metronomica è un tipo di terapia che va personalizzata, con alto grado di personalizzazione. Se ci riflettiamo, non può che essere così. La metronomica interviene a vari livelli (sull'angiogenesi, sul gioco di immunità e cancro, sulle cellule staminali tumorali, ecc.) e modifica la situazione del tumore (che è un organo) e il rapporto tra tumore e organismo. Stiamo parlando di un gioco complesso di fattori in cui con la metronomica cerchiamo di intervenire.

La ricerca deve probabilmente fare molta strada prima di arrivare a gettare le basi per azioni del genere, alle quali possono concorrere anche altri mezzi oltre la metronomica. Non sarà facile, ma se avviene, la ricerca clinica sul cancro uscirà da uno stato di arretratezza in cui versa. La teoria del "proiettile magico" ha portato a fare studi clinici di stampo galileiano. Galileo, che per la scienza del Seicento è stato un innovatore, nei suoi esperimenti isolava singoli fattori causali da esaminare. Per questo semplificava la realtà, trascurando altri fattori che intervenivano nel processo che stava studiando. L'attuale ricerca clinica sul cancro opera in modo simile.

Nelle ricerche ci concentriamo su un fattore, ad esempio un dato regime chemioterapico. Arriviamo così a concludere che con quel regime si ottiene una data percentuale di risposte obiettive, poniamo del 45%. Siccome con un altro regime ottenevamo il 35%, il nuovo regime viene preferito. I protocolli adottano il nuovo regime solo dopo che sono stati fatti studi ampi che ne documentano la superiorità.

Questo modo di procedere ha un suo senso: fornisce indicazioni sulle probabilità che una carta ha di far vincere la partita. È però un modo poco scientifico o per lo meno non in linea con la scienza dei giorni nostri. Basta un semplice ragionamento per rendersene conto. Il regime A ha dato il 45% di risposte nei tumori di tipo X, mentre il B il 35%. Noi scegliamo per il paziente che abbiamo davanti il regime A. Perché mai? Chi ci garantisce che questo paziente non sia tra il 35% che risponde a B e non nel 45% che risponde ad A.

Il modo abituale di fare ricerca clinica nel cancro sarebbe giustificato solo se l'intento fosse curare semplicemente popolazioni, ignorando le persone. Senonché noi curiamo persone. Quando l'oncologo è sicuro del proprio operato in quanto ha seguito un protocollo basato su ricerche del genere, in realtà sta ignorando tutte le persone che ha condannato all'insuccesso per un'incapacità della scienza clinica attuale di personalizzare le cure.

Per uscire dall'empasse è la ricerca che deve cambiare. Abbiamo bisogno di ricerche non galileiane, cioè che non esaminano un fattore per volta, ma analizzano processi multifattoriali. Qualche pallido, impacciato tentativo in questa direzione si fa quando si analizzano sottogruppi in un trial. Lì si va a vedere quali caratteristiche avevano quelli che hanno risposto peggio, quelli che hanno risposto meglio e quelli che non hanno risposto. È un inizio, ma ci sarebbe da reimpostare tutto da capo. Occorrerebbe, tanto per cominciare, uno stretto collegamento tra specialisti di discipline diverse per integrare aspetti biomolecolari e clinici. Bisognerebbe fare poi indagini multifattoriali e magari servirsi di modelli matematici.

È oggettivamente difficile fare una ricerca del genere e ci sono anche limitazioni etiche e pratiche di vario tipo. Ma forse è ora di cominciare a pensarci. La metronomica ci sfida, perché ci invita a fare ricerca in questa maniera.

Fonti scientifiche citate

1. Hanahan D., Bergers G., Bergsland E. Less is more, regularly: metronomic dosing of cytotoxic drugs can target tumor angiogenesis in mice. *The Journal of Clinical Investigation*, 105: 1045-1047 (2000)

2. Klement G et al. Continuous low-dose therapy with vinblastine and VEGF receptor-2 antibody induces sustained tumor regression without overt toxicity. *The Journal of Clinical Investigation*. 105: R15-R24 (2000)

3. Browder T., et al. Antiangiogenic scheduling of chemotherapy improves efficacy against experimental drug-resistant cancer. *Cancer Research*. 60: 1878-1886 (2000)

4. Folkman J. Tumor angiogenesis: Therapeutic implications. *The New England Journal of Medicine*. 285: 1182-1161 (1971)

5. Fidler I.J., Ellis L.M. Chemotheraputic drugs-more really is no better. *Nature Medicine*. 6: 500-502 (2000)

6. Folkman J., Kalluri R. Concept cancer without disease. *Nature*. 427: 787 (2004)

7. André N., Pasquier E. For cancer, seek and destroy or live and let live? *Nature*. 460: 324 (2009)

8. Gatenby R.A. A change of strategy in the war on cancer. *Nature*. 459: 508-509 (2009)

9. Kerbel R.S:, Kamen B.A. The anti-angiogenic basis of metronomic chemotherapy. *Nature Reviews Cancer*. 4: 423-436 (2004)

10. Kakolyris et al. Treatment of non-small-cell lung cancer with prolonged oral etoposide. *American Journal of Clinical Oncology*. 21: 505-508 (1998)

11. Asahara T. et al. Isolation of putative progenitor endothelial cells for angiogenesis. *Science*. 275: 964-967 (1997)

12. Auguste P. et al. Molecular mechanisms of tumor vascularization. *Clinical Reviews in Oncology/Hematology*. 54: 53-61 (2005)

13. Nichida N. et al. Angiogenesis in cancer. *Vascular Health and Risk Management*. 2: 213-219 (2006)

14. Eichhorn M.E. et al. Angiogenesis in cancer: Molecular mechanisms, clinical impact. Langenbecks Archives of Surgery. 392: 371-379 (2007)

15. Kerbel R.S. Tumor angiogenesis. *The New England Journal of Medicine*. 358: 2039-2049 (2008)

16. Nussenbaum F., Herman I.M. Tumor angiogenesis: Insights and innovations. *Journal of Oncology*. Article ID 132641, 24 pages (2010)

17. Ziyad S., Iruela-Arispe M.L. Molecular mechanisms of tumor angiogenesis. *Genes & Cancer*. 2 (12):1085-1096 (2011)

18. Welti J et al. Recent molecular discoveries in angiogenesis and antiangiogenic therapies in cancer. *The Journal in Clinical Investigation*. 2 (8) 3190-3200 (2013)

19. Belotti D. et al. The microtubule-affecting drug paclitaxel has antiangiogenic activity. *Clinical Cancer Research*. 2: 1843-1849 (1996)

20. Vacca A. et al. Antiangiogenesis is produced by nontoxic doses of vinblastine. *Blood*. 94 (12): 4143-4155 (1999)

21. Wang J. et al Paclitaxel at ultra low concentrations inhibts angiogenesis without affecting cellular microtubule assembly. *Anticancer Drugs*. 14 (1): 13-19 (2003)

22. Bocci G. et al. Thrombospondin 1, a mediator of the antiangiogenic effects of low-dose metronomic chemotherapy. *PNAS*. 100 (22): 12.917-12.922 (2003)

23. Hamano Y. et al. Thrombospondin-1 associated with tumor microenvironment contributes to low-dose cyclophosphamide-mediated endothelial cell apoptosis and tumor growth suppression. *Cancer Research*. 64: 1570-1574 (2004)

24. Bertolini F. et al. Maximun tolerable dose and low-dose metronomic chemotherapy have opposite effects on the mobilization and viability of circulating endothelial progenitor cells. *Cancer Research*. 63: 4342-4346 (2003)

25. Stoelting S. et al. Low-dose oral metronomic chemotherapy prevents mobilization of endothelial progenitor cells into the blood of cancer patients. *In vivo*. 22: 831-836 (2008)

26. Dunn G.P. et al. Cancer immunoediting: From immunosurveillance to tumor escape. *Nature Immunology*. 3: 991-998 (2002)

27. Knutson K.L. et al. CD4 regulatory T cells in human cancer pathogenesis. *Cancer Immunology, Immunotherapy*, 56: 271-285 (2007)

28. Wang Y. et al. Regulatory T cell: A protection for tumour cells. *Journal of Cellular and Molecular Medicine*. 16 (3): 425-446 (2012)

29. Beyer M., Schultze J.L. Regulatory T cells in cancer. *Blood*. 108 (3): 804-811 (2006)

30. Mougiakakos D. et al. Regulatory T cells in cancer. *Advances in Cancer Research*. 107: 57-117 (2010)

31. Oleinika K. et al. Suppression, subversion and escape: The role of regulatory T cells in cancer progression. *Clinical and Experimental Immunology.* 171: 36-45 (2012)

32. Gabrilovich D.L., Nagaraj S. Myeloid-derived-suppressor cells ad regulators of the immune system. *Nature Reviews Immunology.* 9 (3): 162-174 (2009)

33. Ostrand-Rosenberg S., Sinha P. Myeloid-derived suppressor cells: Linking inflammation and cancer. *The Journal of Immunology.* 182: 4499-4506 (2009)

34. Ma Y. et al. Dendritic cells in the cancer microenvironment. *Journal of Cancer.* 4 (1): 36-44 (2013)

35. Nausch N., Cerwenka A. NKG2D ligands in tumor immunity. *Oncogene.* 27: 5944-5958 (2008)

36. Deng W. et al. Antitumor immunity: A shed NKG2D ligand that promotes natural killer cell activation and tumor rejection. *Science.* 348: 136-139 (2015)

37. Berd D. et al. Potentiation of human cell-mediated amd humoral immunity by low-dose cyclophosphamide. *Cancer Research.* 44: 5439-5443 (1984)

38. Ber D., Mastrangelo M.J. Effect of low dose cyclophosphamide on the immune system of cancer patients: Reduction of T-suppressor function without depletion of the CD8+ subset. *Cancer Research.* 47: 3317-3321 (1987)

39. Awwad M., North R.J. Cyclophosphamide-induced immunologically mediated regression of a cyclophosphamide-resistant murine tumor: A consequence of eliminating precursor L3T4+ suppressor T-cells. *Cancer Research.* 49: 1649-1654 (1989)

40. Lutsiak M.E.C. et al. Inhibition of CD4+25+ T regulatory cell function implicated in enhanced immune response by low-dose cyclophosphamide. *Immunobiology.* 105: 2862-2868 (2005)

41. Taieb J. et al. Chemoimmunotherapy of tumor: cyclophosphamide synergizes with exosome based vaccines. *The Journal of Immunology.* 176: 2722-2729 (2006)

42. Ghiringhelli F. et al. Metronomic cyclophosphamide regimen selectively depletes CD4+25+ regulatory T cells and restores T and NK effector functions in end stage cancer patients. *Cancer Immunology, Immunotherapy.* 56: 641-648 (2007)

43. Lord R. et al. Low dose metronomic oral cyclophosphamide for hormone resistant prostate cancer: A phase II study. *The Journal of urology.* 177: 2136-3140 (2007)

44. Ge Y. et al. Metronomic cyclophosphamide treatment in metastasized breast cancer patients: immunological effects and clinical outcome. *Cancer Immunology, Immunotherapy.* 61 (3): 353-362 (2012)

45. Ellebaek E. et al. Metastatic melanoma patients treated with dendritic cell vaccination, interleukin-2 and metronomic cyclophosphamide: Results from a phase II trial. *Cancer Immunology, Immunotherapy.* 61 (10): 1791-1804 (20012)

46. Koumarianou A. et all. The effect of metronomic versus standard chemotherapy on the regulatory to effector T-cell equilibrium in cancer patients. *Experimental Hematology & Oncology.* 3:3 (2014)

47. Michels T. et al. Paclitaxel promotes differentiation of myeloid-derived suppressor cells into dendritic cells in vitro in a TLR4-independent manner. *Journal of Immunotoxicology.* 9 (3): 292-300 (2012)

48. Shurin G.V. et al. Chemotherapeutic agents in noncytotoxic concentrations increase antigen presentation by dendritic cells via an IL-12-dependent mechanism. *The Journal of Immunology.* 183 (1):137-144 (2009)

49. Kaneno R. et al. Chemomodulation of human dendritic cell function by antineoplastic agents in low noncytotoxic concentrations. *Journal of Translational Medicine.* 7: 58-68 (2009)

50. Doloff J.C., Waxman D.J. VEGF receptor inhibitors block the ability of metronomically dosed cyclophosphamide to activate innate immunity-induced tumor regression. *Cancer Research.* 72 (5): 1103-1115 (2012)

51. Doloff J.C. et al. Anti-tumor innate immunity activated by intermittent metronomic cyclophosphamide treatment of 9L brain tumor xenografts is preserved by anti-angiogenic drugs that spare VEGF receptor 2. *Molecular Cancer.* 13: 158-171 (2014)

52. Chen C.-S. et al. Intermittent metronomic drug schedule is essential for activating antitumor innate immunity and tumor xenographt regression. *Neoplasia.* 16 (1): 84-96 (2014)

53. Sierro S.R. et al. Combination of lentivector immunization and low-dose chemotherapy or PD-1/PD-L1 blocking primes self-reactive T cells and induces anti-tumor immunity. *The European Journal of Immunology.* 41: 2217-2228 (2011)

54. Kaneno R. et al. Chemotherapeutic agents in low noncytotoxic concentrations increase immunogenicity of human colon cancer cells. *Cellular Oncology.* 34 (2): 97-106 (2011)

55. Geary S.M. et al. The combination of a Low-dose chemotherapeutic agent, 5-fluorouracil, and an adenoviral tumor vaccine has a syner-

gistic benefit on survival in a tumor model system. *Plos One.* 8 (6) e67904 (2013)

56. Soltysova A. et al. Cancer stem cells. *Neoplasma.* 52 (6): 435-440 (2005)

57. Guo W. et. al. Cancer stem cells. *Pediatric Research.* 59 (4): 59R-64R (2006)

58. Tysnes B.B., Bjerkvig R. Cancer initiation and progression: Involvement of stem cells and the microenvironment. *Biochimica and Biophysica Acta.* 1775: 283-297 (2007)

59. Bonnet D., Dick J.E. Human acute myeloid leukemia is organized as a hierarchy that originates from a primitive hematopoietic cell. *Nature Medicine.* 3 (7): 730-737 (1997)

60. Folkins C et al. Anticancer therapies combining antiangiogenic and tumor cell cytotoxic effects reduce the tumor stem-like cell fraction in glioma xenograft tumors. *Cancer Research.* 67 (8):3560-3564 (2007)

61. Martin-Padura I. et al. Residual dormant cancer stem-cell foci are responsible for tumor relapse after antiangiogenic metronomic therapy in hepatocellular carcinoma xenografts. *Laboratory Investigation.* 92. 952-966 (2012)

62. Vives M. et al. Metronomic chemotherapy following the maximum tolerated dose is an effective anti-tumor therapy affecting angiogenesis tumour dissemination and cancer stem cells. *International Journal of Cancer.* 133: 2464-2472 (2013)

63. Aguirre-Ghiso J.A. Models, mechanisms and clinical evidence for cancer dormancy. *Nature Reviews Cancer.* 7 (11) 834-846 (2007)

64. Udagawa T. Tumor dormancy of primary and secondary cancers. *Journal Compilation C APMIS* 116: 615-628 (2008)

65. Uhr J.W., Pantel K. Controversies in clinical cancer dormancy. *PNAS.* 108 (30) 12396-12400 (2011)

66. Páez D et al. Cancer dormancy: A model of early dissemination and late cancer recurrence. *Clinical Cancer Research.* 18 (3): 645-653 (2012)

67. Bell K.J. et al. Prevalence of incidental prostate cancer: A systematic review of autopsy studies. *International Journal of Cancer.* 137(7): 1749-1757 (2015)

68. Konety B.R. et al. Comparison of the incidence of latent prostate cancer detected at autopsy before and after the prostate specific antigen era. *The Journal of Urology.* 174 (5): 1785-1788 (2005)

69. Harach H.R. et al. Occult papillary carcinoma of the thyroid. A "nor-

mal" finding in Finland. A systematic autopsy study. *Cancer. 56* (3): 531-538 (1985)

70. Neuhold N. et al. Latent carcinoma of the thyroid in Austria: A systematic autopsy study. *Endocrine Pathology.* 12 (1): 23-31 (2001)

71. Nielsen M. et al. Breast cancer and atypia among young and middle-aged women: A study of 110 medicolegal autopsies. *British Journal of Cancer. 56*: 814-819 (1987)

72. Meng S. et al. Circulating tumor cells in patients with breast cancer dormancy. *Clinical Cancer Research.* 10: 8152-8162 (2004)

73. Pantel K. et al. Differential expression of proliferation-associated molecules in individual micrometastatic carcinoma cells. *Journal of The National Cancer Institute.* 85 (17) 1419-1424 (1993)

74. Naumov G.N. et al. Role of angiogenesis in human tumor dormancy: Animal models of the angiogenic switch. *Cell Cicle. 5* (16): 1779-1787 (2006)

75. Naumov G.N. et al. Tumor dormancy due to failure of angiogenesis: Role of the microenvironment. *Clinical and Experimental Metastasis.* 26: 51-60 (2009)

76. Weinhold K. et al. Tumor-dormant states established with L5178Y lynphoma cells in immunised synergic murine hosts. *Nature.* 270: 59-61 (1977)

77. Siu H. et al. Tumor dormancy I. Regression of BCL1 tumor and induction of a dormant tumor state in mice chimeric at the major histocompatibility complex. *The Journal of Immunology.* 137: 1376-1382 (1986)

78. Koebel C.M. et al. Adaptive immunity maintains occult cancer in an equilibrium state. *Nature.* 450: 903-907 (2007)

79. Doloff J.C. et al. Increased tumor oxygenation and drug uptake during anti-angiogenic weekly low dose cyclophosphamide enhances the anti-tumor effect of weekly tirapazamine. *Current Cancer Drug Targets.* 9 (6):777-778 (2009)

80. Cham K.K.Y. et al. Metronomic gemcitabile suppresses tumour growth, improves perfusion, and reduces hypoxia in human pancreatic ductal adenocarcinoma. *British Journal of Cancer.* 103: 52-60 (2010)

81. Mupparaju S. et al. Repeated tumor oximetry to identify therapeutic window during metronomic cyclophospamide treatment of 9L gliomas. *Oncology Reports.* 26: 281-286 (2011)

82. Francia G. et al. Low-dose metronomic oral dosing of a prodrug of gemcitabine (LY2334737) causes antitumor effects in the absence of inhibition of systemic vasculogenesis. *Molecular Cancer Therapeutics.* 11 (3): 680-689 (2012)

83. Hirota K. Hypoxia-inducible factor 1, a master transcription factor of cellular hypoxic gene expression. *Journal of Anesthesia*. 16: 150-159 (2002)

84. Victor N. et al. Involvement of HIF-1 in invasion of Mum2B uveal melanoma cells. *Clinical and Experimental Metastasis*. 23: 87-96 (2006)

85. Liao D, Johnson R.S. Hypoxia: A key regulator of angiogenesis in cancer. *Cancer and Metastasis Reviews*. 26: 281-290 (2007)

86. André N., Pasquier E. Response to "Intermittent androgen blockade should be regarded as standard therapy in prostate cancer". *Nature Clinical Practice Oncology*. 6,E1 (2009)

87. Cabral F.R. Isolation of chinese hamster ovary cell mutants requiring the continuous presence of taxol for cell division. *The Journal of Cell Biology*. 97: 22-29 (1983)

88. Schibler M.J., Cabral F.R. Taxol-dependent mutants of chinese hamster ovary cells with alterations in alpha- and beta-tubulin. *The Journal of Cell Biology*. 102 (4): 1522-1531 (1986)

89. Yang C.P.H. et al. A higly epothilone B-resistant A549 cell line with mutations in tubulin that confer drug dependence. *Molecular Cancer Therapeutics*. 4 (6): 987-995 (2005)

90. Pasquier E. et al. Metronomic chemotherapy: New rationale for new directions. *Nature Reviews Clinical Oncology*. 7: 455-465 (2010)

91. Egeblad M. et al. Tumors as organs: Complex tissues that interface with the entire organism. *Developmental Cell Review*. 18: 884-901 (2010)

92. Dvorak H.F. Tumors: Wounds that do not heal. *The New England Journal of Medicine*. 315: 1650-1659 (1986)

93. Gatenby R.A. et al. Adaptive therapy. *Cancer Research*. 69 (11): 4894-4903 (2009)

94. Chow A. et al. Preclinical analysis of resistance and cross-resistance to low-dose metronomic chemotherapy. *Investigational New Drugs*. 32:47-59 (2014)

95. Ashley D.M. et al. Response of recurrent medulloblastoma to low-dose oral etoposide. *Journal of Clinical Oncology*. 14 (6) 1922-1927 (1996)

96. Kong D.S. et al. A pilot study of metronomic temozolomide treatment in patients with recurrent temozolomide-refractory glioblastoma. *Oncology Reports*. 16 (5): 1117-1121 (2006)

97. Perry J.R. Temozolomide rechallenge in recurrent malignant glioma by using a continuous temozolomide schedule: The "rescue" approach. *Cancer*. 113 (8): 2152-2157 (1008)

98. Kong D.S. et al. Phase II trial of low-dose continuous (metronomica) treatment of temozolomide for recurrent glioblastoma. *Neuro-Oncology.* 12 (3): 289-296 (2010)

99. Perry J.R. et al. Phase II trial of continuous dose-intense temozolomide in recurrent malignant glioma: *Rescue study. Journal of Clinical Oncology.* 28 (12) 2051-2057 (2010)

100. Stockhammer F et al. Continuous low-dose temozolomide and celecoxib in recurrent glioblastoma. *Journal of Neuro-Oncology.* 100: 407-415 (2010)

101. Calcagno A.M. et al- Single-step doxorubicin-selected cancer cells overexpress the ABCG2 drug transporter through epigenetic changes. *British Journal of Cancer.* 98:1515-1524 (2008)

102. Emmenegger U. et al. Tumor that acquire resistance to low-dose metronomic cyclophosphamide retain sensitivity to maximum tolerated dose cyclophosphamide. *Neoplasia.* 13 (1): 40-48 (2011)

103. Pan Q. Chemoresistance to temozolomide in human glioma cell line U251 is associated with increased activity of O6-methylguanine-DNA methyltrasferase and can be overcome by metronomic temozolomide regimen. *Cell Biochemistry and Biophysics.* 62: 185-191 (2012)

104. Bergers G., Hanahan D. Modes of resistance to anti-angiogenic therapy. *Nature Reviews Cancer.* 8 (8): 592-603 (2008)

105. Thoenes L. In vivo chemoresistance of prostate cancer in metronomic cyclophosphamide therapy. *Journal of Proteonomics.* 73 (7):1342-1354 (2010)

106. Podgorski I., Sloane B.F. Cathepsin B and its role(s) in cancer progression. *Biochemical Society Symposia.* 70: 263-276 (2003)

107. Wu N. et al. The role of annexin A3 playing in cancers. *Clinical and Translational Oncology.* 15 (2): 106-110 (2013)

108. Chang X. et al. Investigating a pathogenic role for TXNDC5 in tumors. *International Journal of Oncology* .43: 1871-1884 (2013)

109. Briasoulis E. et al. Dose ranging study of metronomic oral vinorelbine in patients with advanced refractory cancer. *Clinical Cancer Research.* 15: 6454-6461 (2009)

110. Briasoulis E. et al. Dose selection trial of metronomic oral vinorelbine monotherapy in patients with metastatic cancer: a ellenic cooperative oncology group clinical translational study. *BMC Cancer.* 13: 263 (2013)

111. Bonneterre J et al. Phase I and pharmacokinetic study of weekly oral therapy with vinorelbine in patients with advanced breast cancer (ABC). *Annals of Oncology.* 12: 1683-1691 (2001)

112. Bourgeois H. et al. Evaluation of oral versus intravenous dose of vinorelbine to achieve equivalent blood exposures in patients with solid tumours. *Cancer Chemotherapy and Pharmacology.* 60: 407-413 (2007)

113. Young S.D. et al. Phase II clinical trial results involving treatment with low-dose daily oral cyclophosphamide, weekly vinblastine, and rofecoxib in patients with advanced solid tumors. *Clinical Cancer Research.* 12: 3092-3098 (2006)

114. Sanborn S.L. et al. Phase I trial of docetaxel and thalidomide: A regimen based on metronomic therapeutic principles. *Investigational New Drugs.* 26:355-362 (2008)

115. Young S.D. et al. Phase II trial of a metronomic schedule of docetaxel and capecitabine with concurrent celecoxib in patients with prior anthracycline exposure for metastatic breast cancer. *Current Oncology.* 19 (2): e75-83 (2012)

116. Ogata Y. et al. Multicenter phase II study of a new effective S-1 and irinotecan combination schedule in patients with unresectable metastatic or recurrent colorectal cancer. *Clinical Medicine Insights: Oncology.* 7: 21-30 (2013)

117. Otsuka H. et al. Phase II clinical trial of metronomic chemotherapy with combined irinotecan and tegafur-gimeracil-oteracil potassium in metastatic and recurrent breast cancer. *Breast Cancer.* DOI 10.1007/s12282-013-0483-1

118. Felgenhauer J.L. et al. A pilot study of low-dose anti-angiogenic chemotherapy in combination with standard multiagent chemotherapy for patients with newly diagnosed metastatic ewing sarcoma family of tumors: A Children's Oncogy Group (COG) phase II study NCT00061893. *Pediatric Blood Cancer.* 60: 409-414 (2013)

119. Bhatt R.S. et al. A phase II pilot trial of low-dose, continuous infusion, of "metronomic" paclitaxel and oral celecoxib in patients with metastatic melanoma. *Cancer.* 116: 1751-1756 (2010)

120. Papanikolaou X. et al. Metronomic therapy is an effective salvage treatment for heavily pre-treated relapsed/refractory multiple myeloma. *Haematologica.* 98 (7): 1147-1153 (2013)

121. Norton L., Simon R. Tumor size, sensitivity to therapy and the design of treatment protocols. *Cancer Treatment Reports.* 61: 1307-1317 (1976)

122. Norton L., Simon R. The Norton-Simon hypothesis revisited. *Cancer Treatmen Reports.* 70: 163-169 (1986)

123. Simon R., Norton L. The Norton-Simon hypothesis: Designing more effective and less toxic chemotherapeutic regimens. *Nature Clinical Practice Oncology.* 3(8): 406-407 (2006)

124. Mauri D. Overall survival benefit for weekly vs. three-weekly taxanes regimens in advanced breast cancer: A meta-analysis. *Cancer Treatment Reviews.* 36: 69-74 (2010)

125. Verrill M.W. et al. Anglo-Celtic IV: First results of a UK National Cancer Research Network randomized Phase III pharmacogenetic trial of weekly compared to 3 weekly paclitaxel in patients with locally advanced or meastatic breast cancer (ABC). *Journal of Clinical Oncology.* 25: 18s (2007)

126. Ezoe S. Secondary leukemia associated with the anti-cancer agent, etoposide, a topoisomerase II inhibitor. *International Journal of Environmental Research and Public Health,* 9: 2444-2453 (2012)

127. Pedersen-Bjergaard J. et al. Increased risk of myelodysplasia and leukaemia after etoposide, cisplatin, and bleomycin for germ-cell-tumours. *The Lancet.* 338 (8763): 359-363 (1991)

128. Chen C.-L. Relationship between cytotoxicity and site-specific DNA recombination after in vitro exposure of leukemia cells to etoposide. *Journal of the National Cancer Institute.* 88 (24): 1840-1847 (1996)

129. Faurschou M. The evolving paradigm of cancer risk related to cyclophosphamide therapy in granulomatosis with polyangiitis. *Rheumatology.* doi: 10.1093/rheumatology/keu/372 (2015)

130. Knight A. et al. Cancer incidence in a population-based cohort of patients with Wegener's granulomatosis. *International Journal of Cancer.* 100: 82-85 (2002)

131. Faurschou M. et al. Malignancies in Wegener's granulomatosis: Incidence and relation to cyclophosphamide therapy in a cohort of 293 patients. *The Journal of Rheumatology.* 35: 100-105 (2008)

132. Knight A. et al. Urinary bladder cancer in Wegener's granulomatosis: Risk and relation to cyclophosphamide. *Annals of the Rheumatic Diseases.* 63: 1307-1311 (2004)

133. Buchbinder R. et al. Incidence of Melanoma and other malignancies among rheumatoid arthritis patients treated with methotrexate. *Arhritis & Rheumatism.* 59 (6): 794-799 (2008)

134. Kahneman D., Yversky A. On the psychology of prediction. *Psychological Review.* 80: 237-251 (1973)

135. Rottenstreich Y, Hsee C.K. Money, kisses and electric shocks: on the affective psychology of risk. *Psychological Science.* 12:185-190 (2001)

136. Spronck J.C., Kirkland J.B. Niacin deficiency increases spontaneous and etoposide-induced chromosomal instability in rat bome marrow cells in vivo. *Mutation Research.* 508: 83-97 (2002)

137. Spronck J.C. et al. Niacin deficiency alters p53 esxpression and im-

pairs etoposide-induced cell cycle arrest and apoptosis in rat bone marrow cells. *Nutrition and Cancer.* 57 (1): 88-89 (2007)

138. Kirkland J.B. Niacin status and treatment-related leukemogenesis. *Molecular Cancer Therapeutics.* 8(4):725-732 (2009)

139. Inculet R.I. et al. Water-soluble vitamins in cancer patients on parental nutrition: a prospective study. *Journal of Parenteral and Enteral Nutrition.* 11: 243-249 (1987)

140. Dreizen S. et al. Nutritional deficiencies in patients receiving cancer chemotherapy. *Postgraduate Medicine.* 87:163-170 (1990)

141. Stevens H.P. et al. Pellagra secondary to 5-florouracil. *British Journal of Dermatology.* 128:578-580 (1993)

142. Tohamy A.A. et al. b-glucan inhibits the genotoxicity of cyclophospamide adriamycin and cisplatin. *Mutation Research.* 541: 45-53 (2003)

143. Manda K., Bhatia A.L. Prophylactic action of melatonin against cyclophosphamide-induced oxidative stress in mice. *Cell Biology and Toxicology.* 19:367-372 (2003)

144. Zupan i et al. Melatonin prevents the development of hyperplastic urothelium induced by repeated doses of cyclophosphamide. *Virchows Archiv.* 454:657-666 (2009)

145. Slamenová D. et al. Protective effects of fungal (1–3)– b-D–glucan derivates against oxidative DNA lesions in V79 hamster lung cells. *Cancer Letters.* 198: 153-160 (2003)

146. Mahmoud F. et.al. The therapeutic application of melatonin in supportive care and palliative medicine. *American Journal of Hospice and Palliative Medicine.* 22 (4): 295-309 (2005)

147. Jung B., Ahmad N. Melatonin in cancer management: Progress and promise. *Cancer Research.* 66 (20): 9789-9793 (2006)

148. Tanaka F. UFT (Tegafur and Uracil) as postoperative adjuvant chemotherapy for solid tumors (carcinoma of the lung, stomach, colon/rectum,and breast): Clinical evidence, mechanism of action, and future direction. *Surgery Today.* 37:923-943 (2007)

149. Sadahiro S. et al. Feasibility of a novel weekday-on/weekend.off oral UFT schedule as postoperative adjuvant chemotherapy for colorectal cancer. *Cancer Chemotherapty and Pharmacology.* 46:180-184 (2000)

150. Takemura N. et al. Eleven-year survivor of unresectable intrahepatic cholangiocarcinoma treated using long-term UFT therapy. *Hepatogastroenterology.* 55 (88): 1997-1999 (2008)

151. Pasquier E. et al. Microtubule-targeting agents in angiogenesis:

Where do we stand? *Drug Resistence Updates.* 9: 74-86 (2006)

152. Pasquier at al. Targeting microtubules to inhibit angiogenesis and disrupt tumour vasculature: implications for cancer treatment. *Current Cancer Drug.* 7 (6): 56-581 (2007)

153. Schwartz E.L. Anti-vascular actions of microtubule-binding drugs. *Clinical Cancer Research.* 15 (8): 2594-2601 (2009)

154. Qian X.P. et al. Anti-angiogenic effect of vinorelbine in combination with cetuximab in vitro and in vivo. *Zhonghua zhong liu za zi (Chinese Journal of Oncology).* 32 (4):253-257 (2010)

155. Yonekura K. et al. UFT and its metabolites inhibit the angiogenesis induced by murine renal cell carcinoma, as determined by a dorsal air sac assay in mice. *Clinical Cancer Research.* 5: 2185-2191 (1999)

156. Basaki Y. et al. Anti-angiogenic activities of UFT and its metabolites, GHB and GBL, in the dorsal air sac (DAS) model in mice. *Gan To Kagaku Ryoho (Cancer and Chemotherapy).* 27 (1): 93-98 (2000)

157. Basaki Y. et al. g-Hydroxybutyric acid and 5-fluoruracil, metabolites of UFT, inhibit the angiogenesis induced by vascular endothelial growth factor. *Angiogenesis.* 4:163-173 (2001)

158. Toi M. et al. Thymidine phosphorylase (platelet-derived endothelial-cell growth factor) in cancer biology and treatment. *The Lancet Oncology.* 6: 158-166 (2005)

159. Nio Y. et al. Cyclophosphamide augments the anti-tumor efficacy of uracil and tegafur by inhibiting dihydropyrimidine dehydrogenase. *Oncology Reports.* 17 (1): 153-159 (2007)

160. Munoz R. et al. Highly efficacious nontoxic preclinical treatment for advanced metastatic breast cancer using combination oral UFT-cyclophosphamide metronomic chemotherapy. *Cancer Research.* 66 (7): 3386-3391 (2006)

161. Tang T.C. et al. Impact of metronomic UFT/cyclophosphamide chemotherapy and antiangiogenic drug assessed in a new preclinical model of locally advanced orthotopic hepatocellular carcinoma. *Neoplasia.* 12(3): 264-274 (2010)

162. Nicolini A. et al. Oral low-dose cyclophosphamide in metastatic hormone refractory prostate cancer (MHRPC). *Biomedicine & Pharmacotherapy.* 58 (8): 447-450 (2004)

163. Lord R. et al. Low dose metronomic oral cyclophosphamide for hormone resistant prostate cancer: a phase II study. *Journal of Urology.* 177 (6): 2136-2140 (2007)

164. Nelius T. et al. Clinical outcome of patients with docetaxel-resistant hormone-refractory prostate cancer treated with second-line cyclo-

phosphamide-based metronomic chemotherapy. *Medical Oncology.* 27:363-367 (2010)

165. Borne E. et al. Oral metronomic cyclophosphamide in elderly with metastatic melanoma. *Investigational New Drugs.* 28: 684-689 (2010)

166. Ge Y. et al. Metronomic cyclophosphamide treatment in metastasized breast cancer patients: immunological effects and clinical outcome. *Cancer Immunology, Immunotherapy.* 61 (3):353-362 (2012)

167. Bojko P. Metronomic oral cyclophosphamide in patients with advanced solid tumors. *Onkologie.* 35 (1-2): 35-38 (2012)

168. Gebbia V. et al. Oral metronomic cyclophosphamide with and without methotrexate as palliative treatment for patients with metastatic breast carcinoma. *Anticancer Research.* 32(2): 529-536 (2012)

169. Brandi G. et al. Metronomic capecitabine in advanced patients with hepatocellular carcinoma (HCC): preliminary results. *Journal of Clinical Oncology.* 25 (18S) (2007)

170. Fedele P. et al. Efficacy and safety of low-dose metronomic chemotherapy with capecitabine in heavily pretreated patients with metastatic breast cancer. *European Journal of Cancer.* 48: 24-29 (2012)

171. He S. et al. Capecitabine "metronomic" chemotherapy for palliative treatment of elderly patients with advanced gastric cancer after fluoropyrimidine-based chemotherapy. *Medical Oncology.* (29): 100-106 (2012)

172. Brandi G et al. Metronomic capecitabine in advanced hepatocellular carcinoma patients: a phase II study. *The Oncologist.* 18 (12): 1256-1257 (2013)

173. Mateen A. et al. Role of metronomic capecitabine in advanced hepatocellular carcinoma. *ASCO Annual Meeting* 2014

174. Shawky H. e Galal S. Preliminary results of capecitabine metronomic chemotherapy in operable triple-negative breast cancer after standard adjuvant therapy – A single-arm phase II study. *Journal of the Egyptian National Cancer Institute.* 26: 195-202 (2014)

175. Addeo R. et al. A novel metronomic schedule of oral vinorelbine for the treatment of metastatic breast cancer in elderly patients: A phase II trial. *Journal of Clinical Oncology.* 27 (15S) (2009)

176. Briasoulis E. et. al Dose-ranging study of metronomic oral vinorelbine in patients with advanced refractory cancer. *Clinical Cancer Research.* 15 (20):6454-6461 (2009)

177. RajdevL. et al. Phase I trial of metronomic oral vinorelbine in patients with advanced cancer. *Cancer Chemotherapy & Pharmacology.* 68 (5):1119-24 (2011)

178. Briasoulis E. et al. Dose selection trial of metronomic oral vinorelbine monotherapy in patients with metastatic cancer: a hellenic cooperative oncology group clinical translational study. *BMC Cancer.* 13: 263 (2013)

179. Kontopodis E. et al. A phase II study of metronomic oral vinorelbine administered in the second line and beyond in non-small cell lung cancer (NSCLC): a phase II study of the Hellenic Oncology Research Group. *Journal of Chemotherapy.* 25 (1): 49-55 (2013)

180. Kong D.S. et al. A pilot study of metronomic temozolomide treatment in patients with recurrent temozolomide refractory glioblastoma. *Oncology Reports.* 16 (5): 117-1121 (2006)

181. Santoni M. et al. Protracted low doses of temozolomide for the treatment of patients with recurrent glioblastoma: A phase II study. *Oncology Letters.* 4: 799-801 (2012)

182. Omuro A. et al. Phase II trial of continuous low-dose temozolomide for patients with recurrent malignant glioma. *Neuro-Oncology.* 15 (2): 242-250 (2013)

183. Üner A. et al. Single agent oral etoposide in recurrent or advanced solid tumors. *Turkish Journal of Cancer.* 33 (4): 187-190 (2003)

184. Italiano A. et al. "Metronomic" chemotherapy in advanced soft tissue sarcomas. *Cancer Chemotherapy & Pharmacology.* 66:197-202 (2010)

185. Reichardt P. et al. Oral trofosfamide: an active and well-tolerated maintenance therapy for adult patients with advanced bone and soft tissue sarcomas. Results of a retrospective analysis. *Onkologie.* 25(6):541-546 (2002)

186. Yokoi T. et al. A pilot study of a metronomic chemotherapy regimen with weekly low-dose docetaxel for previously treated non-small cell lung cancer. *Lung Cancer: Targets and Therapy.* 3: 15-20 (2012)

187. Colleoni M. et al. Low-dose oral methotrexate and cyclophosphamide in metastatic breast cancer: antitumor activity and correlation with vascular endothelial growth factor levels. *Annals of Oncology.* 13: 73-80 (2002)

188. Herrlinger U. et al. UKT-04 trial of continuous metronomic low-dose chemotherapy with methotrexate and cyclophosphamide for recurrent glioblastoma. *Journal of Neuro-Oncology.* 71: 295-299 (2005)

189. Orlando L. et al. Prolonged clinical benefit with metronomic chemotherapy in patients with metastatic breast cancer. *Anticancer Drugs.* 17(8): 961-967 (2006)

190. Colleoni M. et al. Metronomic low-dose oral cyclophosphamide and methotrexate plus or minus thalidomide in metastatic breast cancer:

antitumor activity and biological effects. *Annals of Oncology*. 17: 232-238 (2006)

191. Salem D.A. et al. Phase II trial of metronomic chemotherapy as salvage therapy for patients with metastatic breast cancer. *Journal of the Egyptian National Cancer Institute*. 20(2): 134-140 (2008)

192. El-Arab et al. Metronomic chemotherapy in metastatic breast cancer. Impact on VEGF. *Journal of the Egyptian National Cancer Institute*. 24: 15-22 (2012)

193. Wang Z. et al. An all-oral combination of metronomic cyclophosphamide plus capecitabile in patients with antracycline and taxane-pretreated metastatic breast cancer: a Phase II study. *Cancer Chemotherapy & Pharmacology*. 69(2): 515-522 (2012)

194. Saridaki Z. et al. A phase I trial of oral metronomic vinorelbine plus capecitabine in patients with metastatic breast cancer. *Cancer Chemotherapy & Pharmacology*. 69(1): 35-42 (2012)

195. Cazzaniga M.E. et al. Efficacy and safety of the all-oral schedule off metronomic vinorelbine and capecitabine in locally advanced or metastatic breast cancer patients: The phase I-II VICTOR- 1 study. *International Journal of Breast Cancer*. Volume 2014, Article ID 769790, 7 pages (2014)

196. Anton A. et al. Phase II study of vinorelbine (NVB) and UFT in patients with metastatic breast cancer (MBC) previously treated with anthracyclines and taxanes. *Journal of Clinical Oncology*. 22(14S): 751 2004

197. Ogawa Y. et al. Oral UFT and cyclophosphamide combination chemotherapy for metastatic breast cancer. *Anticancer Research*. 23(4): 3453-3457 (2003)

198. Watanabe O. et al. Clinical usefulness of UFT and cyclophosphamide as salvage chemotherapy for patients with metastatic breast cancer. *Gan To Kagaku Ryoho*. 31(5): 717-721 (2004)

199. Ogata Y. et al. Phae I/II study of metronomic chemotherapy using S1 and irinotecan in patients with advanced colorectal cancer (KSCOGCR-01). *Journal of Clinical Oncology*. 28(15S): 2535 (2008)

200. Otsuka H. et al. Phase II clinical trial of metronomic chemotherapy with combined irinotecan and tegafur-gimeracil-oteracil potassium in metastatic and recurrent breast cancer. *Breast Cancer*. 22(4): 335-342 (2015).

201. Samaritani R. et al. Cyclophosphamide "metronomic" chemotherapy for palliative treatment of a young patient with advanced epithelial ovarian cancer. *BMC Cancer*. 7(65): (2007)

202. Agarwala V. et al. Response to oral metronomic chemotherapy in

carcinoma of the buccal mucosa: A case report. *Indian Journal of Cancer.* 51(3): 400-401 (2014)

203. Wedding U. et al. Elderly patients with acute myeloid leukaemia: characteristics in biology, patients and treatment. Recommendations of the Working Group Geriatric Oncology of the German Society for Haematology and Oncology (DGHO), the Austrian Society for Haematology and Oncology (OGHO) and the German Society for Geriatrics (DGG). *Oncology Research and Treatment.* 27(1): 72-82 (2004)

204. Tandon N. et al. Is there a role for metronomic induction (and maintenance) therapy in elderly patients with acute myeloid leukemia? A literature review. *Indian Journal of Cancer.* 50(2): 150-158

205. Saber B. et al. Long survival with metronomic therapy for heavily pretreated advanced gastric cancer: case report. *MOJ Clinical and Medical Case Reports.* 2(4) (2015)

206. Masci G. et al. Low-dose "metronomic chemotherapy" with oral cyclophosphamide and methotrexate in metastatic breast cancer: a case report of extraordinarily prolonged clinical benefit. *ecancermedicalscience* 6: 275 (2012)

207. Greiner J. et al. Metronomic treatment with low-dose trofosfamide leads to a long-term remission in a patient with docetaxel-refractory adavanced metastatic prostate cancer. *Case Reports in Medicine.* ID 395720 (2010)

208. Marinelli S. et al. Metronomic capecitabine in patients with hepatocellular carcinoma unresponsive to or ineligible for sorafenib treatment: Report of two cases. *Hepatitis Monthly.* 13(9): 2013

209. André N. et al. Metronomics: towards personalized chemotherapy? *Nature Review Clinical Oncology.* 11: 413-431 (2014)

210. Llovet J.M. et al. Sorafenib in advanced hepatocellular carcinoma. *The New England Journal of Medicine.* 359: 378-390 (2008)

211. Jones S.E. et al. Randomized phase III study of docetaxel compared with paclitaxel in metastatic breast cancer. *Journal of Clinical Oncology.* 23(24): 5542-5551 (2005)

212. Patil V.M. et al. A prospective randomized phase II study comparing metronomic chemotherapy with chemotherapy (single agent cisplatin), in patients with metastatic, relapsed or inoperable squamous cell carcinoma of head and neck. *Oral Oncology.* 51(3): 279-286 (2015)

213. Dimopoulos M.A. et al Oral estramustine and oral etoposide for hormone-refractory prostate cancer. *Urology.* 50(5): 754-758 (1997)

214. Kelsen N. et al. Oral treosulfan as second-line treatment in platinum-resistant ovarian cancer: a phase II study. The Danish Ovarian Cancer Study Group. *Gynecologic Oncology.* 69 (2): 100-102 (1998)

215. Kollmannsberger C. Phase II Study of oral trofosfamide as palliative therapy in pretreated patients with metastatic soft-tissue sarcoma. *Anticancer Drugs.* 10(5):453-456 (1999)

216. Di Bella G. The Di Bella Method (MDB).*Neuroendocrinology Letters.* 31(1): 7-42 (2010)

217. Di Bella G. The Di Bella Method (DBM) improved survival, objective response and performance status in a retrospective observational clinical study on 122 cases of breast cancer. *Neuroendocrinology Letters.* 32(6): 751-762 (2011)

218. Di Bella G. et al. The Di Bella Method (DBM) in the treatment of prostate cancer: a preliminary retrospective of 16 patients and a review of the literature. *Neuroendocrinology Letters.* 34 (6) 523-528 (2013)

219. Stockler M.R. Capecitabine versus classical cyclophosphamide, methotrexate, and fluorouracil as first-line chemotherapy for advanced breast cancer. *Journal of Clinical Oncology.* 29 (34): pp. 4498-4504 (2011)

220. Tanaka F. UFT (Tegafur and Uracil) as Postoperative Adjuvant Chemotherapy for Solid Tumors (Carcinoma of the Lung, Stomach, Colon/Rectum, and Breast): Clinical Evidence, Mechanism of Action, and Future Direction. *Surgery Today.* 37: 923-943 (2007)

221. Nakayama T., Noguchi S. Therapeutic Usefulness of Postoperative Adjuvant Chemotherapy with Tegafur–Uracil (UFT) in Patients with Breast Cancer: Focus on the Results of Clinical Studies in Japan. *The Oncologist.* 15: 26-36 (2010)

222. Sugimachi K. et al. Postoperative chemo–endocrine treatment with mitomycin C, tamoxifen, and UFT is effective for patients with premenopausal estrogen receptor–positive stage II breast cancer. *Breast Cancer Research and Treatment.* 56: 113-124 (1999)

223. Ogita M. et al. Efficacy of UFT plus Tamoxifen for Estrogen-Receptor-Positive Breast Cancer and Tamoxifen plus UFT for Estrogen-Receptor-Negative Breast Cancer. Adjuvant therapy after administration of mitomycin. *Clinical Drugs Investigation.* 23(11): 649-699 (2003)

224. Kasumi F. et al. Meta-analysis of five studies on tegafur plus uracil (UFT) as post-operative adjuvant chemotherapy for breast cancer. *Oncology.* 64(2): 146-153 (2003)

225. Noguchi S. et al. Postoperative adjuvant therapy with tamoxifen, tegafur plus uracil, or both in women with node-negative breast cancer: A pooled analysis of six randomized controlled trials. *Journal of Clinical Oncology.* 23 (10): 2172-2184 (2005)

226. Inaji et al. A randomized controlled study comparing uracil-tegafur (UFT)+tamoxifen (UFT+TAM therapy) with cyclophosphamide+adria-

mycin+5-fluorouracil (CAF therapy) for women with stage I, II, or IIIa breast cancer with four or more involved nodes in the adjuvant setting. *Gan To Kagaku Ryoho.* 33(10): 1423-1429 (2006)

227. Watanabe T. et al. Oral uracil and tegafur compared with classic cyclophosphamide, methotrexate, fluorouracil as postoperative chemotherapy in patients with node-negative, high-risk breast cancer: National Surgical Adjuvant Study for Breast Cancer 01 Trial. *Journal of Clinical Oncology.* 27(9):1368-1374 (2009)

228. Park Y. et al. Uracil-tegafur and tamoxifen Vs cyclophosphamide, methotrexate, fluorouracil, and tamoxifen in post-operative adjuvant therapy for stage I, II, or IIIA lymph node-positive breast cancer: a comparative study. *British Journal of Cancer.* 101(4): 598-604 (2009)

229. Kato T. Efficacy of oral UFT as adjuvant chemotherapy to curative resection of colorectal cancer: multicenter prospective randomized trial. *Langenbeck's Archives of Surgery.* 386: 575-581 (2002)

230. Sakamoto J. An individual patient data meta-analysis of adjuvant therapy with uracil-tegafur (UFT) in patients with curatively resected rectal cancer. *British Journal of Cancer.* 96: 1170-1177 (2007)

231. Hamaguchi T et al. Final results of randomized trials by the National Surgical Adjuvant Study of Colorectal Cancer (NSAS-CC). Cancer Chemotherapy & Pharmacology. 67(3): 587-596 (2011)

232. Lin B-R. et al Long-term survival results of surgery alone versus surgery plus UFT (Uracil and Tegafur)-based adjuvant therapy in patients with stage II colon cancer. *Journal of Gastrointestinal Surgery.* 15: 2239-2245 (2011)

233. Lembersky B.C. et al. Oral uracil and tegafur plus leucovorin compared with intravenous fluorouracil and leucovorin in stage II and III carcinoma of the colon: results from National Surgical Adjuvant Breast and Bowel Project Protocol C-06. *Journal of Clinical Oncology.* 24: 13-2059-2064 (2006)

234. Watanabe T. Ongoing colorectal cancer adjuvant trials in Japan. *Current Colorectal Cancer Reports.* 6: 168-174 (2010)

235. Peeters I. et al. Maintenance therapy for advanced non-small-cell lung cancer: A pilot study on patient's perceptions. *Journal of Thoracic Oncology.* 7(8): 1291-1295 (2012)

236. Zhang X. et al. Maintenance therapy with continuous or switch strategy in advanced non-small cell lung cancer: A systematic review and meta-analysis. *Chest Journal* 140(1): 117-126 (2011)

237. Gennari A. et al. Duration of Chemotherapy for Metastatic Breast Cancer: A Systematic Review and Meta-Analysis of Randomized Cli-

nical Trials. *Journal of Clinical Oncology.* 29(16): 2144-2149 (2011)

238. Tournigand C. OPTIMOX1: a randomized study of FOLFOX4 or FOLFOX7 with oxaliplatin in a stop-and-go fashion in advanced colorectal cancer–a GERCOR study. *Journal of Clinical Oncology.* 24(3): 394-400 (2006)

239. Saltz L.B. et al. Bevacizumab in combination with oxaliplatin-based chemotherapy as first-line therapy in metastatic colorectal cancer: A randomized phase III study. *Journal of Clinical Oncology.* 26(12): 2013-2019

240. Mei L. et al. Maintenance chemotherapy for ovarian cancer. *Cochrane Gynaecological Cancer Group.* 3 (2014)

241. Aghajanian C. et al. OCEANS: A randomized, double-blind, placebo-controlled phase III trial of chemotherapy with or without bevacizumab in patients with platinum-sensitive recurrent epithelial ovarian, primary peritoneal, or fallopian tube cancer. *Journal of Clinical Oncology.* 30(17):2039-2045 (2012)

242. Ledermann J. et al. Olaparib maintenance therapy in platinum-sensitive relapsed ovarian cancer. *The New England Journal of Medicine.* 366:1382-1392 (2012)

243. Lederman et al. Olaparib maintenance therapy in patients with platinum-sensitive relapsed serous ovarian cancer: a preplanned retrospective analysis of outcomes by BRCA status in a randomised phase II trial. *The Lancet Oncology.* 15 (8): 852-861 (2014)

244. Du Bois A. et al. Randomized, double-blind, phase III trial of pazopanib versus placebo in women who have not progressed after first-line chemotherapy for advanced epithelial ovarian, fallopian tube, or primary peritoneal cancer (AEOC): Results of an international intergroup trial (AGO-OVAR16). *Journal of Clinical Oncology.* 31(S18) (2013)

245. Choi L.M. Feasibility of metronomic maintenance chemotherapy following high-dose chemotherapy for malignant central nervous system tumors. *Pediatric Blood & Cancer.* 50(5):970-975 (2008)

246. Petrioli R. et al. Continuous oral capecitabine at fixed dose in patients older than 75 years with metastatic colorectal and gastric cancer: a study of the Multidisciplinary Oncology Group on Gastrointestinal Tumors. *Anti-Cancer Drugs:*19(1): 91-96 (2008)

247. Sun J.F. et al. Safety of chronic low-dose capecitabine as maintenance therapy in gastrointestinal cancers. *Gastrointestinal Cancer Research.* 3(4): 134-140 (2009)

248. Aurilio G. et al. First-line therapy with metronomic capecitabine (mC)

plus docetaxel (D) followed by mC as maintenance for patients with HER2-negative metastatic breast cancer (MBC): Preliminary analysis of a monocentric phase II trial. *Journal of Clinical Oncology.* 29(15S) (2011)

249. Coopman M. Final results and subgroup analyses of the phase III CAIRO3 study: Maintenance treatment with capecitabine and bevacizumab versus observation after induction treatment with chemotherapy and bevacizumab in metastatic colorectal cancer (mCRC). *Journal of Clinical Oncology.* 32(3S) (20014)

250. Dueñas-González A. et al. The prince and the pauper. A tale of anticancer targeted agents. *Molecular Cancer.* 7(82) (2008)

251. Leung W.K. et al. Cyclooxygenase-2 upregulates vascular endothelial growth factor expression and angiogenesis in human gastric carcinoma. *International Journal of Oncology.* 23: 1317-1322 (2003)

252. Sun W.H. et al. Expression of cyclooxygenase-2 and matrix metalloproteinase-9 in gastric carcinoma and its correlation with angiogenesis. *Japanese Journal of Clinical Oncology.* 35(12): 707-713

253. Kundu N. et al. Cyclooxygenase inhibitors modulate NK activities that control metastatic disease. *Cancer Immunology, Immunotherapy.* 54: 981-987 (2005)

254. Ueno T. Increases in circulating VEGF levels during COX-2 inhibitor treatment in breast cancer patients. *Biomedicine & Pharmacotherapy.* 60: 277-279 (2006)

255. Huang M.T. et al. The inhibitive effects of celecoxib combined with octreotide on the metastasis of human gastric cancer in vivo. *Zhonghua Yi Xue Za Zhi.* 86(46): 3255- 3259 (2006)

256. Huang M.T. et al. Preoperative growth inhibition of human gastric adenocarcinoma treated with a combination of celecoxib and octreotide. *Acta Pharmacologica Sinica.* 28(11): 1842-1850 (2007)

257. Zhou Y. et al. Effect of celecoxib on E-cadherin, VEGF, Microvessel density and apoptosis in gastric cancer. *Cancer Biology & Therapy.* 6(2): 269-275 (2007)

258. Buckstein R. et al. High-Dose celecoxib and metronomic "low-dose" cyclophosphamide is an effective and safe therapy in patients with relapsed and refractory aggressive histology non-Hodgkin's lymphoma. *Clinical Cancer Research.* 12(17): 5190-5198 (2006)

259. Herman A. et al. Abstract 1749: Phase I/II clinical trial: Metronomic chemotherapy with cyclophosphamide (Cy) and celecoxib (Cel) in breast cancer patients progressing after standard chemotherapy. *Cancer Research.* 72(8S1) (2012)

260. Allegrini G. et al. Clinical, pharmacokinetic and pharmacodynamic

evaluations of metronomic UFT and cyclophosphamide plus celeco-xib in patients with advanced refractory gastrointestinal cancers. *Angiogenesis.* 15: 275-286 (2012)

261. Pai P.S. Oral metronomic scheduling of anticancer therapy-based tre-atment compared to existing standard of care in locally advanced oral squamous cell cancers: A matched-pair analysis. *Indian Journal of Cancer.* 50(2): 135-141 (2013)

262. Patil V. et al. Oral metronomic chemotherapy in recurrent, metasta-tic and locally advanced head and neck cancers. *Clinical Onco-logy.* 25(6): 388 (2013)

263. Khan O.A. et al. Continuous low-dose cyclophosphamide and methotrexate combined with celecoxib for patients with advanced cancer. *British Journal of Cancer.* 104(12): 1822-1827 (2011)

264. Gloode M. et al. Metronomic therapy with cyclophosphamide and dexamethasone for prostate carcinoma. *Cancer.* 98(9):1643-1648 (2003)

265. Ladoire S. et al. Metronomic oral cyclophosphamide prednisolone chemotherapy is an effective treatment for metastatic hormone-re-fractory prostate cancer after docetaxel failure. *Anticancer Research.* 30: 4317-4324 (2012

266. Meng et al. Evaluation of oral chemotherapy with capecitabine and cyclophosphamide plus thalidomide and prednisone in prostate can-cer patients. *Journal of Cancer Research and Clinical Oncology.* 138: 333-339 (2012)

267. Albain K. et al. Adjuvant chemohormonal therapy for primary bre-ast cancer should be sequential instead of concurrent: Initial results from Intergroup trial 0100(SWOG-8814). *Proceedings, annual meting of the American Society of Clinical Oncology.* 21:37 (2002)

268. Hosoya Y. et al. Combination effects of tamoxifen plus 5-fluoroura-cil on gastric cancer cell lines in vitro. *Cancer Letters.* 140: 139-143 (1999)

269. Kurebayashi J. Additive antitumor effect of concurrent treatment of 4-hydroxy tamoxifen with 5-fluorouracil but not with doxorubicin in estrogen receptor-positive breast cancer cells. *Cancer Chemotherapy and Pharmacology.* 59: 515-525 (2007)

270. Ikeda H. et al. Combination treatment with fulvestrant and various cy-totoxic agents (doxorubicin, paclitaxel, docetaxel, vinorelbine, and 5-fluorouracil) has a synergistic effect in estrogen receptor-positive breast cancer. *Cancer Science.* 102(11): 2038-2042 (2011)

271. Bottini A. et al. Randomize phase II trial of letrozole and letrozole plus low-dose metronomic oral cyclophosphamide ad primary sy-

stemic treatment in elderly breast cancer patients. *Journal of Clinical Oncology.* 24(22):3623-3628 (2006)

272. Bazzola L. et al. Combination of letrozole, metronomic cyclophosphamide and sorafenib is well-tolerated and shows activity in patients with primary breast cancer. *British Journal of Cancer.* 112:52-60 (2014)

273. Carreca et al. Efficacy and safety of a combined treatment schedule with fulvestrant (F) and capecitabine (C) in elderly advanced breast cancer patients. *Journal of Clinical Oncology, 2008 ASCO Annual Meeting Proceedings (Post-Meeting Edition).* Vol 26, No 15S (May 20 Supplement) (2008)

274. Aurilio G. et al. Oral metronomic cyclophosphamide and methotrexate plus fulvestrant in advanced breast cancer patients: A mono-institutional case-cohort report. *Breast Journal.* 18(5): 470-474 (2012)

275. Schwartzberg L.S. et al. Phase II trial of fulvestrant with metronomic capecitabine for postmenopausal women with hormone receptor-positive, HER2-negative metastatic breast cancer. *Clinical Breast Cancer.* 14(1): 13-19 (2014)

276. Taguchi T, Noguchi S. safety and compliance with UFT (teagfur and uracil) alone and in combination with hormone therapy in patients with breast cancer. *Gan To Kagaku Ryoho.* 36(9): 1465-1474 (2009)

277. Klement G. et al. Continuous low-dose therapy with vinblastine and VEGF receptor-2 antibody induces sustained tumor regression without over toxicity. *The Journal of Clinical Investigation.* 105(8): R15-24 (2000)

278. Chura J.C. et al. Bevacizumab plus cyclophosphamide in heavily pretreated patients with recurrent ovarian cancer. *Gynecologic Oncology.* 107(2): 326-330 (2007)

279. Jurado J.M. et al. Combined oral cyclophosphamide and bevacizumab in heavily pre-treated ovarian cancer. *Clinical and Translational Oncology.* 10: 583-586 (2008)

280. Sánchez- Muñoz A. et al. Second complete remission induced by cyclophosphamide plus bevacizumab in two patients with heavily pre-treated ovarian cancer. *Clinical and Translational Oncology.* 11: 329-331 (2009)

281. Barber E.L. et al. The combination of intravenous bevacizumab and metronomic oral cyclophosphamide is an effective regimen for platinum-resistant recurrent ovarian cancer. *Journal of Gynecologic Oncology.* 24(3): 258-264 (2013)

282. Dellapasqua S. et al. Metronomic cyclophosphamide and capecita-

bine combined with bevacizumab in advanced breast cancer. *Journal of Clinical Oncology.* 26(30): 4899- 4905 (2008)

283. Saloustros E. et al. Metronomic vinorelbine plus bevacizumab as salvage therapy for patients with metastatic breast cancer. *Journal of B.U.ON.* 16(2): 215-218 (2011)

284. Montagna E. et al. Metronomic chemotherapy combined with bevacizumab and erlotininib in patients with metastatic HER2-negative breast cancer: clinical and biological activity. *Clinical Breast Cancer.* 12(3): 207-214 (2012)

285. Cerullo V. et al. Immunological effects of low-dose cyclophosphamide in cancer patients treated with oncolytic adenovirus. *Molecular Therapy.* 19(9): 1737-1746 (2011)

286. Liikanen I. et al. Oncolytic adenovirus with temozolomide induces autophagy and antitumor immune responses in cancer patients. *Molecular Therapy.* 21(6):1212-1223 (2013)

287. Soriano J.L. et al. Metronomic Cyclophosphamide and methotrexate chemotherapy combined with 1E10 anti-idiotype vaccine in metastatic breast cancer. *International Journal of Breast Cancer.* ID: 710292 (2011)

288. Ellebaek E. et al. Metastatic melanoma patients treated with dendritic cell vaccination, interleukin-2 and metronomic cyclophosphamide: Results from a phase II trial. *Cancer Immunology, Immunotherapy.* 61(10): 1791-1804 (2012)

289. Walter B. et al. Pioglitazone, etoricoxib, interferon-α, and metronomic capecitabine for metastatic renal cell carcinoma: final results of a prospective phase II trial. *Medical Oncology.* 29(2): 799-805 (2012)

290. Ooi V.E.C., Liu F. Immunomodulation and anti-cancer activity of polysaccharide-protein complexes. *Current Medical Chemistry.* 7:715-729 (2000)

291. Kidd P. The use of mushroom glucans and proteoglycans in cancer treatment. *Alternative Medicine Review.* 5(1):4-27 (2000)

292. Oba K. et al. Efficacy of adjuvant immunochmotherapy with polysaccharide K for patients with curative resections of gastric cancer. *Cancer Immunology, Immunotherapy.* 56: 905-911 (2007)

293. Sakamoto J. et al. Efficacy of adjuvant immunochemotherapy with polysaccharide K for patients with curatively resected colorectal cancer: A meta-analysis of centrally randomized controlled clinical trials. *Cancer Immunology, Immunotherapy.* 55: 404-411 (2006)

294. Toi M. Randomized Adjuvant trial to evaluate the addition of tamoxifen and PSK to chemotherapy in patients with primary breast cancer. *Cancer.* 70(10): 2475-2483 (1992)

295. Ohwada S. et al. Adjuvant immunochemotherapy with oral tega-fur/uracil plus PSK in patients with stage II or III colorectal cancer: A randomized controlled study. *British Journal of Cancer.* 90(5): 1003-1010 (2004)

296. Ito K. et al. Long-term effect of 5-fluorouracil enhanced by intermittent administration of polysaccharide K after curative resection of colon cancer. A randomized controlled trial for 7-year follow-up. *International Journal of Colorectal Disease.* 19: 157-164 (2004)

297. Ohwada S., Morishita Y. Reply: Adjuvant immunochemotherapy with oral tegafur/uracil plus PSK in patients with stage II or III colorectal cancer. *British Journal of Cancer.* 91(6):1221-1223 (2004)

298. Ogoshi K., Mitomi T. Clinical effects of PSK on esophageal and gastric cancer patients and usefulness of serum levels of glycoproteins and HLA antigens as prognostic indicators. *Nikkon Geka Gakkai Zasshi.* 90(9): 1443-1446 (1989)

299. Yokoe T. et al. HLA antigen as predictive index for the outcome of breast cancer patients with adjuvant immunochemotherapy with PSK. *Anticancer Research.* 17 (4A): 2815-2818 (1997)

300. Ogoshi K., Isono K. HLA-B54 is a candidate of response to Fluoro-pyrimidine plus PSK therapy in gastric cancer. *Annals of Cancer Research and Therapy.* 17(2): 40-44 (2009)

301. Addeo R. et al. Protracted low dose of oral vinorelbine and temozolomide with whole-brain radiotherapy in the treatment for breast cancer patients with brain metastases. *Cancer Chemotherapy and Pharmacology.* 70(4):603-609 (2012)

302. Schrag D. The price tag on progress – Chemotherapy for colorectal cancer. *The New England Journal of Medicine.* 351: 317-319 (2004)

303. André N. Has the time come for metronomics in low-income and middle-income countries? *The Lancet Oncology.* 14(6): 239-248 (2013)

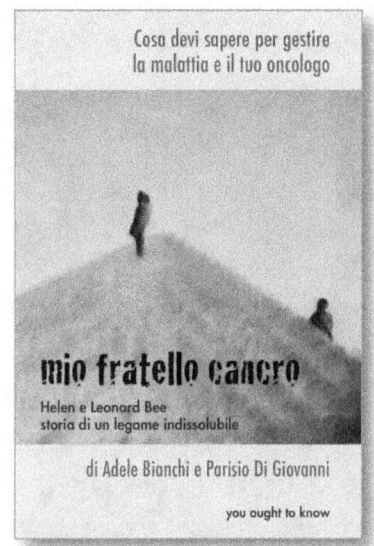

Cosa devi sapere per gestire la malattia e il tuo oncologo

mio fratello cancro

Helen e Leonard Bee
storia di un legame indissolubile

di Adele Bianchi e Parisio Di Giovanni

you ought to know

Adele Bianchi e Parisio Di Giovanni
Mio fratello cancro

La cura del cancro sta cambiando, sia perché i progressi della ricerca ci fanno capire meglio com'è realmente questa malattia, sia perché il mondo di oggi richiede un approccio diverso.

Curare il cancro non è semplicemente un problema tecnico, per cui non basta mettersi in buone mani o trovare il rimedio giusto. Il modo in cui pensiamo, comunichiamo, ci rapportiamo agli altri è decisivo. Spesso si pensa che occuparsi degli aspetti psicologici e sociali è solo di supporto. Invece è determinante per i risultati che otteniamo.

Gli autori raccontano la storia incredibile di Helen e Leonard Bee, una storia vera che fa capire quanto contino certe cose spesso trascurate. Helen improvvisamente si ammala di una grave forma di cancro metastatico. Il marito Leonard, che da anni non fa più il medico e che non era oncologo, accortosi che i medici che hanno in cura la moglie tendono ad arrendersi, decide di curarla lui con tutte le sue forze. Grazie a una serie di scelte coraggiose e insolite, seppure scientificamente fondate, scelte meditate e discusse assieme, arrivano risultati inaspettati.

recensioni

Avvincente e scientifico. Un approccio alla malattia che aiuta a vivere la vita. Non combattere sperando di vincere una guerra che non può essere vinta, ma imparare a vivere, ad essere in trincea ed affrontare con occhi curiosi e coraggiosi una battaglia che può insegnarci a vedere la vita con occhi nuovi. Non eradicare ciò che è dentro di noi, ma trarre il meglio da ognuno dei nostri giorni.

Un libro che dà una speranza a chi ha scoperto di avere un cancro, una malattia vista come inguaribile, ma in realtà una malattia cronica con cui dobbiamo convivere e che possiamo chiamare "fratello cancro".

Letto tutto d'un fiato. Una filosofia della cura non vincolata rigidamente agli schemi, che propone un percorso illuminato da un'acuta intelligenza scientifica, dal rigore unito alla ricerca a tutto campo. Una sfida con il male combattuta cercando di volta in volta la mossa giusta. Interessantissimo, consigliatissimo a tutti.

visita il sito <curare il cancro intelligentemente>

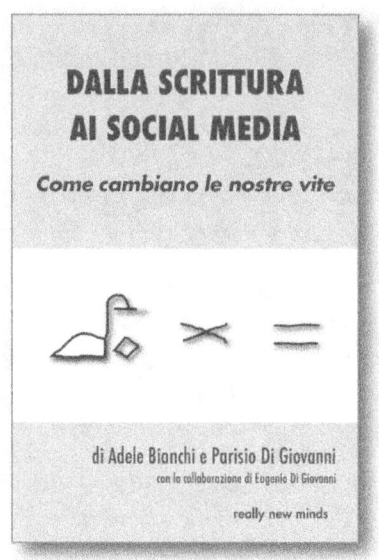

Adele Bianchi e Parisio Di Giovanni
con la collaborazione di
Eugenio Di Giovanni

Dalla scrittura ai social media
Come cambiano le nostre vite

Le nostre vite stanno cambiando, rapidamente e forse più di quanto ce ne rendiamo conto. Le novità che stanno ridisegnando il mondo e le nostre vite sono molte e lo sviluppo dei media è una delle più importanti.
Che cosa sta accadendo? Come si profila il futuro? La nostra vita privata? I rapporti con gli altri? La nostra conoscenza delle cose? Le nostre abilità mentali? La politica? L'istruzione? La sanità? Il lavoro e la vita nelle organizzazioni produttive?
Il libro ripercorre il progressivo sviluppo dei media dalla nascita della scrittura alle più recenti esplosioni tecnologiche per arrivare ad analizzare trasformazioni che stanno cambiando le nostre vite. Va oltre le visioni ideologiche, pessimistiche o utopiche, e pragmaticamente cerca di cogliere la realtà com'è e suggerisce vie per sfruttare al meglio le opportunità che abbiamo davanti.

Really New Minds

Really New Minds è uno spin-off universitario. Prende le mosse dalla ricerca sulle nuove esigenze formative e organizzative legate alle sfide che i cambiamenti del mondo di oggi portano con sé. Sulla base di queste ricerche mira a sviluppare applicazioni di vario tipo e in vari campi, dall'uso dei media e delle nuove tecnologie alla gestione aziendale, all'istruzione, alla formazione degli adulti, alla sanità.